ORIGINAL POINT PSYCHOLOGY 沉心理

伴侣ACT疗法实践指南

[美] 阿维盖尔·列夫（Avigail Lev）
马修·麦凯（Matthew McKay）◎著

祝卓宏 田广晓◎译

Acceptance and
Commitment Therapy for Couples

A Clinician's Guide to Using Mindfulness, Values, and Schema Awareness
to Rebuild Relationships

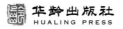

华龄出版社
HUALING PRESS

Title: ACCEPTANCE AND COMMITMENT THERAPY FOR COUPLES: USING MINDFULNESS, VALUES, AND SCHEMA AWARENESS TO REBUILD RELATIONSHIPS By AVIGAIL LEV, PSYD AND MATTHEW MCKAY, PHD

Copyright © 2017 BY AVIGAIL LEV AND MATTHEW MCKAY

This edition arranged with NEW HARBINGER PUBLICATIONS through BIG APPLE AGENCY, LABUAN, MALAYSIA.

Simplified Chinese edition copyright: 2024 Beijing Jie Teng Culture Media Co., Ltd.

All rights reserved.

北京市版权局著作权合同登记号 图字：01-2024-5334 号

图书在版编目（CIP）数据

伴侣ACT疗法实践指南 / （美）阿维盖尔·列夫
(Avigail Lev)，（美）马修·麦凯 (Matthew McKay) 著；
田广晓，祝卓宏译. -- 北京：华龄出版社，2024. 10.
ISBN 978-7-5169-2867-7

I. R749.055-62

中国国家版本馆 CIP 数据核字第 20242YN594 号

策 划	颉腾文化	责任印制	李末圻
责任编辑	貌晓星 李梦娇	装帧设计	王建敏

书 名	伴侣 ACT 疗法实践指南		
作 者	[美] 阿维盖尔·列夫（Avigail Lev）等	译 者	祝卓宏 田广晓
出 版 发 行	华龄出版社 HUALING PRESS		
社 址	北京市东城区安定门外大街甲 57 号	邮 编	100011
发 行	（010）58122255	传 真	（010）84049572
承 印	文畅阁印刷有限公司		
版 次	2024 年 10 月第 1 版	印 次	2024 年 10 月第 1 次印刷
规 格	650mm×910mm	开 本	1/16
印 张	13.5	字 数	170 千字
书 号	ISBN 978-7-5169-2867-7		
定 价	79.00 元		

接纳承诺疗法在中国的发展

近年来，中国在接纳承诺疗法（Acceptance and Commitment Therapy，ACT）、第三代认知行为疗法（Cognitive and Behavioral Therapy，CBT）以及更强调情境性和过程导向的语境行为科学（Contextual Behavioral Science，CBS）等方面的显著发展引人注目。除了在心理治疗/咨询领域的发展之外，ACT还广泛应用于教育、护理、教练和组织工作等专业领域中。

这套丛书的翻译出版是标志ACT及相关方法在中国持续发展的重要里程碑。在中国，人们的兴趣似乎正从传统的治疗视角转向更广泛的基于过程的视角，这一视角挑战了传统的基于诊断、干预和旨在改变心理症状的经验主义模型，并开辟了通往人类福祉的康庄大道。

对 ACT 基于过程的方法的日益关注

接纳承诺疗法生长于行为心理学的沃土之上，现在已经成长为超越传统心理治疗领域的模型。ACT 的核心是心理灵活性模型，该模型几乎适用于所有人类行为功能领域。中国对 ACT 的日益接纳不仅表现在学术趋势上，也反映在人们已经广泛认识到依据已有的精神病学理论和诊断标准［包括基于综合征的诊断（如 DSM 中使用的诊断）］的局限性上，还反映在人们日益重视内在过程，而非外在症状或患者主诉上。在中国的文化背景下，这种转变尤为重要，因为长期以来的中国传统哲学是强调和谐、平衡和理解语境的重要性。

ACT 与中国传统文化的共鸣

ACT 的哲学根源植根于实用主义和语境主义，与中国文化和传统哲学自然契合。ACT 所强调的根据个人价值生活、关注当下、接受生活的内在挑战等理念，与儒教、道教和佛教等核心原则相符。此外，ACT 的灵活性也是使其能够融入中国人生活方方面面的可能原因，因为这种灵活性代表在某一领域取得的进展可能会很容易地转化为另一领域的进展，这将大大降低使用的难度。

更广泛的视野：超越传统心理治疗

作为在 40 多年前开启了 ACT 的创始人，我被邀请为本次翻译的九本书撰写推荐序。这套丛书反映了 ACT 及相关方法在养育、创伤、慢性疾病应对、亲密关系或社会组织等领域中的扩展应用。它们探讨了如何学习 ACT，并将其原则应用于理解特定个体的独特需求，或如何避免陷入无效的变革努力中。

ACT 在中国的未来

随着 ACT 在中国的持续发展，这种方法更加适应中国社会独特的需求和文化背景。在中国开展的随机对照实验的增多、国际语境行为科学协会中国分会等组织的出现，以及 ACT 在护理、教育和体育等多个领域中的应用，都预示着 ACT 在中国的光明未来。中国从业者和研究者在 ACT 框架内继续探索和创新的过程中，毫无疑问将为全球 ACT 社区贡献新的见解和方法。

结论

我怀着无比兴奋和期待之情向中国读者介绍这套丛书。每本书都代表在理解和应用 ACT 方面更进一步，为从业者和大众提供了宝贵的见解和实用工具。

随着中国继续接纳和适应 ACT，整个世界将密切关注并学习。ACT 与中国传统文化的融合，以及中国从业者和研究者的创新精神，必然会推进 CBS 并改善全球所有人的生活。我很荣幸能参与这一旅程，并期待看到 ACT 在中国及更广泛地区的持续演变。

史蒂文·C. 海斯

博士，内华达大学里诺分校心理学荣誉教授

2024 年秋

接纳痛苦，拥抱生活

自 2019 年底以来，人类似乎在经历一场磨难，突如其来的新冠疫情席卷全球，带走了上千万条生命。疫情尚未结束，2022 年 2 月 24 日，俄乌冲突却又开始，在这之后，中东的巴以、黎以战火再次燃起，不知何时能结束。由于三年疫情导致全球的精神问题爆发，世界卫生组织发布的《2022 年全球精神卫生报告》显示，抑郁症和焦虑症的发病率增加了 25%，全球精神疾病患者有近 10 亿人。世界卫生组织提倡"向所有人享有精神卫生服务转型"，但是，如果精神医学仍然沿用躯体医学的策略诊断、治疗精神障碍，就会与这一目标背道而驰。海斯教授曾经大声疾呼："我们人类对于精神障碍的基本假设和诊治模型错了！"他提出新的心理健康模型"心理灵活性模型"，并且认为只有这一模型才能引导人类走出目前精神医学的发展困境——虽然精神药品越来越多，但精神疾病患者也越来越多。在这一模型指导下的临床治疗方法就是接纳承诺疗法（ACT），ACT 不是为了消除症状和痛苦，而是全然接纳所有痛苦的经验，觉察内心的感受、想法、情绪，同时充分接触生活的自然环境、人际环境和社会环境，选择自己内心的价值方向，并为此采取有效的承诺行动，实现自己的价值。

我自 2004 年学习 ACT、2005 年加入国际语境行为科学协会（ACBS）以来，逐步把 ACT 运用在临床心理治疗实践中，取得了很好的效果。如此算来，ACT 进入中国已经整整 20 年了。2011 年，方双虎教授的译著首次将 ACT 系统地介绍给中国的心理治疗师与心理咨询师。随着国内学习 ACT 的心理治疗师、心理咨询师、精神科医师越来越多，他们对 ACT 专业图书的需求也就越来越高。

这套丛书包括ACT疗法创始人史蒂文·C.海斯教授的《亲社会团队：高效～公平～协作》《PBT 一学就会：实操技能培训手册》《ACT 一学就会：接纳承诺疗法入门指南》和《超越 DSM 的 PBT：基于过程的心理诊断与治疗》，这些书体现了海斯教授关于亲社会、循程治疗、EEMM 模型和超越 DSM 的颠覆性思考；广受 ACT 咨询师欢迎的哈里斯博士最新出版的《ACT-150 个卡点与突破》《T-F ACT：聚焦创伤的接纳承诺疗法指南》《ACT 实践困境的解决方案》，哈里斯博士针对临床实践中常见的技术难点、卡点及创伤案例，给出了系统的解决方案，为读者提供了可以模仿的示范；还有一本针对当下需要的养育子女宝典《快乐育儿：接纳承诺疗法早期养育攻略》和一本解决婚恋情感问题的《伴侣 ACT 疗法实践指南》，这些都是精心选择的 ACT 领域的优秀图书。

我相信，这套丛书的出版，必然会大力推动 ACT 在中国的应用，也会助推心理灵活性、循程治疗、亲社会团队等理念在中国的传播。在此，我感谢为翻译做出贡献的译者和编委会成员，也对周中华董事长、何萍老师表示衷心的感谢，感谢他们以一种前瞻性视野看待 ACT 的发展。与此同时，我也对海斯教授为这套丛书撰写推荐序表示感谢，在其序中，海斯教授对 ACT 在中国的未来发展充满期待。

　　金秋北京，秋高气爽，路边银杏树硕果累累。中秋过后，十一来临，值此普天同庆的节日里，祝福祖国强盛，祈愿世界和平，也衷心祝愿 ACT 能够与中国传统文化充分融合，在中国的社会文化语境中创新发展，一起 ACT，幸福中国人！

祝卓宏
中国科学院心理研究所教授
2024 年 9 月 29 日

Introduction 引言

浪漫关系会带来不可避免的痛苦，这是亲密关系固有的特质。所有的关系都伴随着风险，特别是亲密关系，我们无法摆脱关系带来的痛苦，这些痛苦出现在被剥夺、孤独、失望、受伤、不安和分手的时刻。在这种情况下，我们会渴望亲密，渴望被伴侣看到和接纳，又害怕被拒绝、抛弃或评判。

因为我们既渴望亲密又害怕亲密，所以我们有时无法抵挡诱惑，渴望靠近连接，有时又想要保护自己而逃离。本书的重点就是教我们学会观察和面对亲密关系中难以避免的痛苦，且不使用破坏关系的策略。

除了浪漫关系会普遍给我们带来痛苦，伴侣特有的经历和生活体验也会形成特定的信念以及对亲密关系的负面预测。这些预测就是关系图式，这个概念几乎存在于所有的伴侣疗法中，只是名称不同。意象关系疗法（Imago Relationship Therapy）、伴侣情绪聚焦治疗（Emotion-Focused Couples Therapy,

EFCT）、认知行为伴侣疗法（Cognitive Behavioral Couples Therapy，CBCT）和戈特曼伴侣疗法（Gottman Method couples therapy）都认为，伴侣对关系的心理表征来自童年经历。有些心理表征形成的负面预测是关系困扰的核心。

比如，在 EFCT 中，适应不良的图式源于连接他人时受到的依恋伤害，这些伤害塑造了人们对未来以及该如何应对关系的预测。意象关系疗法认为，早期的心理创伤（适应不良的图式）会预先决定人们会选择什么样的伴侣，以及未来令关系痛苦的问题。戈特曼把图式定义为持久的脆弱性，即痛苦的过去事件，持续影响着伴侣的想法、情绪和关系互动。古尔曼（Gurman）也指出 CBCT 的一个主要任务是帮助伴侣观察和评估从过去的关系经历中发展出来的图式，这些图式会成为一个镜头，伴侣可以通过它来看待当前关系中的冲突和事件。

图式的定义

大脑会创造故事，赋予故事意义，并为事件建立联系。图式是关于自我和关系的故事。图式是关系框架的神经机制，是人类相遇时产生期望、恐惧和预测的基础。因此，图式概念提供了一种认知结构来解释人际事件，并对未来可能发生的事件做出预测。对伴侣来说，图式有助于回答以下 3 个永恒的问题：我们之间发生了什么？为什么会这样？接下来会发生什么？因此，图式有存在的意义，不仅能解释并定义威胁，还可以预测未来的威胁，并帮助伴侣预先准备某种反应（图式回避行为）进行自我保护。

图式的问题在于它们只是头脑的产物，而不是现实。陷入困境的伴侣具有的图式往往让其产生负面偏见，并带来强烈的情感痛苦，且容易触发破坏性的回避策略。比如一个有抛弃图式的伴侣可能会把一个小小的批评理解为拒绝和潜在的抛弃，然后他 / 她可能会感到非常害怕，继而采取如退缩或依附等适应不良的情绪回避行为。

ACT 与图式结合

我们将图式整合到伴侣的 ACT 治疗框架中，可以帮助治疗师更有效地识别这些适应不良的图式，这是图式概念化的第一个优点。基于 ACT 的伴侣治疗目标不是改变或挑战图式的真实性，而是当伴侣的图式想法和情绪出现时，帮助治疗师和伴侣识别它们，并看到适应不良的回避行为，借助 ACT 过程来选择可替代的符合价值的反应。识别这些常见的主题和图式，最终能让伴侣做到仅仅观察图式驱动的想法和情绪，而不受其影响冲动行事。

我们的目标是培养伴侣面对痛苦时具有行为的灵活性，因为图式想法和情绪既不可避免又不可能消失。正如海斯在《人际问题的接纳承诺疗法》（*Acceptance and Commitment Therapy for Interpersonal Problems*）一书中所说："寻找更核心的模式（图式），有助于来访者进行解离，正念地看待自己的行为，更容易找到新的调整方式。"

图式概念化的第二个优点是能帮助治疗师区分不可避免的原发性痛苦和由回避行为引发的继发性痛苦。伴侣为了免受图式想法和情绪造成的原发性痛苦，做出回避行为反而会引起继发性痛苦，如疏远、失去亲密感、敌意、受伤、孤独和对关系感到绝望。

图式概念化的第三个优点是明确了治疗重点。正念、暴露和解离等 ACT 过程都是为了避免原发性痛苦（图式想法和情绪），而不是继发性痛苦（适应不良的回避行为导致的疏远、敌意和受伤）。其原因在于图式想法和情绪是人们无法做出灵活的、符合价值的人际行为的主要障碍，朝着价值方向前进势必引发图式痛苦。因此，伴侣治疗的重点必须是面对，而不是回避旧有的、原发性的想法和情绪。

图式概念化的最后一个优点是能帮助治疗师更好地识别和描述治疗中出现的图式回避行为。明确回避行为有助于治疗师更好地识别这些人际过程，当这些过程出现时，治疗师有相应的语言来描述它们。因为某些图式往往具有共同的应对反应，所以图式概念化还可以帮助治疗师预测可能出现的回避行为。例如，具有不信任 / 虐待图式的伴侣往往会有指责的行为，具有自我牺牲图式的伴侣往往会让步或屈从，具有权力图式的伴侣倾向于生气或单方面做决定。治疗师将注意力集中在破坏性的图式回避行为上，能帮助自己找到问题解决的关键。

总之，图式提供了一幅地图，可以清晰、快速地描述伴侣的具体人际关系循环及其循环方式。具体来说，图式痛苦会促使伴侣使用回避策略，然后产生更多痛苦，这种持续的恶性循环使得伴侣深陷痛苦之中。图式概念化的基本要点如下：

- 伴侣容易受到图式激活的影响。早期形成的适应不良图式会造成关系中主要的且不可避免的痛苦。
- 造成伴侣关系危机的原因是伴侣为了保护自己不受图式痛苦的伤害，采用了破坏性的回避反应和行为模式。
- 在童年早期习得的回避反应曾经是适应性的，但这种回避图式痛苦的反应成了目前伴侣关系困扰的根源。
- 伴侣的ACT治疗目标并不是改变核心信念、想法或感受，而是帮助伴侣在意识到图式痛苦存在的情况下改变行为。

伴侣的 ACT 干预

一旦确定了图式和适应不良的图式回避行为，伴侣治疗就要完全基于ACT 开展。治疗师可以通过让伴侣采用以下方式与图式痛苦建立全新的关系。

- 正念地观察和解离（远离）图式驱动的想法。
- 正念地观察并将自己暴露于图式驱动的情绪中。

- 学会接纳和抱持图式痛苦，而不是用适应不良的应对方式回避它

- 确认基于价值的替代行为，以取代图式回避行为，并承诺采用新行为。

- 当图式痛苦被触发时，正念地觉察选择时刻，并选择是基于价值的行动还是情绪回避。

- 学会在伴侣关系中保持识别的习惯，选择是回避还是直面，并培养自己的沟通技巧，确保自己在面对情感（图式）痛苦时不置身事外。

基于 ACT 伴侣治疗的实证支持

列夫、麦凯和斯基恩（Skeen）研究了图式概念化和 ACT 的整合疗法对解决人际问题的有效性。他们进行了一项随机对照实验，使用的是人际问题量表（Inventory of Interpersonal Problems，IIP-64）的因变量，得出的结果是 ACT 干预产生了很大的效应量（科恩的 d 值为 1.23）。列夫和麦凯将这种干预方法应用到了伴侣关系上。他们也进行了一项随机对照实验，使用关系评估量表（Relationship Assessment Scale，RAS）、人际问题量表和经验性问卷（Experiences Questionnaire，EQ），结果显示产生了中等偏大的效应量（科恩的 d 值为 0.94、0.71 和 1.05），而且治疗组和对照组之间存在显著差异。有关该研究的详细描述见附录 A，在本书出版时，此研究正处于审查期。

目录 | Contents

第 1 章
伴侣冲突的根源

***

人际关系不和谐的根源在于图式和图式回避策略。适应不良的图式虽形成于童年，但会被当前的威胁、冲突和压力源激活，变成人际关系的不定时炸弹。这些适应不良的图式会让人对自我和他人产生消极的期望，驱使伴侣产生不适宜的应对反应，以回避图式痛苦。

人际关系图式

根据杰弗里·杨（Jeffrey Young）的研究，我们总结了 10 种人际关系图式，这些图式塑造了伴侣对彼此的看法和回应方式，也是伴侣长期痛苦和矛盾的养料。在热恋期，这些图式常常处于休眠状态。但随着时间的推移，冲突和未被满足的需求以及为满足这些需求而使用的失败的、往往是消极的策略，使得旧有的图式焕发新生。最后，埋藏在内心深处的信念被反复激发，并伴随着巨大的情感痛苦。关于人际关系图式以及图式触发的情绪，下一章将详细说明。现在，让我们看一个图式激活过程的例子。

举例

雷吉娜（Regina）刚成为一名护士，在一所大学的附属医院工作。她付出了很大努力才走到今天这一步，上学期间她努力消化来自教授或导师的批评。在她看来，被批评时自己"仿佛被枪击中了"。工作不久，雷吉娜很快深陷于负面评价中，觉得自己"不好"或"不够好"。

她把自己的脆弱归咎于父亲，她这样描述父亲："无论我多么努力，取得多少成就，他从未看到过我的优点。他的眼睛好像 X 光机，总能看到我的缺点和不足。"

雷吉娜在大三时与从法国移居来的安托万（Antoine）结婚了。在余下的大学时光里，他们深受彼此吸引而陷入热恋中。但是，当雷吉娜开始上护校时，一切都变了。学校里的课程很难，生物学的成绩也不尽如人意，雷吉娜因此越发努力学习，但这时安托万开始抱怨两人的关系不够亲密。

"他说我既不浪漫，也没有付出。他肯定是对的。我不仅害怕搞砸学业，也害怕搞砸这段恋情。他越抱怨，我就感觉越糟糕。我陷入困境中就开始逃避。"

雷吉娜将她的图式痛苦称为"我的坏情绪"，她还说，就算安托万以最温和的语气表达，都会让她有父亲带给她的那种感受。

图式痛苦

图式驱动的情绪虽然痛苦，但并不是迫使伴侣分开的理由，只是给两人的不和谐提供了沃土。把图式和图式痛苦视为必须改变的东西，这样的想法是错误的。消极的图式无处不在，某种程度上每个人都具有消极图式，而且它们很难被改变（详见第 2 章）。因此伴侣治疗的目标不是阻止图式的激发，也不是缓解图式痛苦，而是要改变伴侣对图式痛苦的反应方式。下面肖恩（Sean）的案例就说明了这一点。

举例

肖恩大部分时间都感到孤独，只有当他置身于一段牢固、亲密的关系中时，孤独的感觉才会稍微缓解。因为他曾遭受过母亲的冷漠对待，并经历了母亲因癌症早逝，而与第一任妻子关系的破裂更加重了他的痛苦。他的第二任妻子安妮塔（Anita）最初会积极响应他对亲密关系的需求，她花了很多时间安慰肖恩。

肖恩这样描述他挣扎的核心："我觉得自己并不好。我担心我依靠的人也不会照顾我，甚至是安妮塔。我想时时刻刻和她在一起，但好景不长，她开始变得厌烦。在她母亲生病的时候，我还试图说服她不要回博伊西城（Boise），也就是她的娘家。"

肖恩将他的图式痛苦描述为空虚感，而安妮塔做的许多事情似乎都会引发这种痛苦。然而他在情感上无法独立生存的核心信念，以及伴随连接减少时产生的空虚感，并不是这对伴侣问题的驱动力，它们只是脆弱、痛苦的来源、问题的起点而已。

让肖恩和安妮塔越来越疏离的原因是肖恩对自己痛苦的反应。他容易生气，要求很多，太过黏人，这一切让安妮塔有时希望自己从未嫁给他，然后她想要结束这段关系，但这只会让肖恩的空虚感更加严重。

图式应对行为

从肖恩和安妮塔的例子中我们了解到，破坏关系的是行为，而非图式。虽然图式痛苦真实又强烈，但真正影响关系的是伴侣对痛苦的反应，即不适宜的应对方式，而不是痛苦本身。

注意发生的事情：当肖恩的图式恐惧被激活，觉得无法照顾自己时，到底发生了什么呢？安妮塔变得烦躁（疏离），或者离开他回了娘家，肖恩被空虚感淹没。肖恩觉得只有安妮塔可以帮他摆脱痛苦，而他自己无力应对。于是他用生气、提要求和黏人的行为吸引安妮塔靠近他。我们会发现，是肖恩的这种应对行为，而不是图式或图式痛苦，破坏了他与伴侣的关系。

伴侣间僵化的行为应对反应（经验性回避）和模式是很常见的，这是由过往经历、预测以及对关系的期望驱动形成的。这些如太过黏人、逃避、攻击、寻求安慰、防御、解释、控制或提要求等经验性回避的行为，在短期内能缓解人际关系的压力，但可能会损害长期关系。

伴侣的 ACT 疗法：个案概念化

个案概念化涉及识别图式是如何相互激活的，以及伴侣间的回应方式使得恶性循环如何持续维持。以下是 ACT 在伴侣治疗中个案概念化的关键要素：

1. 消极的人际关系图式是人类意识的一部分。大多数人都有一个或多个核心信念，它们会被威胁、冲突或未被满足的需求激活。图式及其伴随的痛苦是无法避免的关系压力源。图式在 ACT 术语中是原发性或纯净的痛苦，它们很难被修复或改变，却成为人们日常生活和关系中不可避免的一部分。

2. 图式痛苦驱使伴侣使用回避痛苦策略（也称 SCB，详见第 3 章），这些策略能精确地映射到经验性回避的关键跨诊断机制。从 ACT 的角度来看，经验性回避是人类痛苦（即继发性或污染的痛苦）的主要原因。像许多回避策略一样，SCB 也会适得其反，原本是为了缓解亲密关系中的痛苦，却种下了伤害和失望的种子。同样地，造成问题的不是图式（原发性痛苦）本身，而是回避痛苦行为或 SCB。

3. SCB（经验性回避）是有害的，只会抑制双方的关系，削弱解决问题的能力，对关系造成致命打击。SCB 会让人们使用伤害或操纵性的策略，虽然其目的在于迫使伴侣停止图式行为，但会使关系恶化。随着伴侣间负面体验的增多，关系缺乏正向强化，也越来越难达成共识，最终的结果是增加了伴侣间的冲突、不和和病理性问题。

4. SCB 是治疗的目标。

如何处理图式痛苦？

这个问题的答案倾向于什么都不做。从 ACT 的角度来看，图式痛苦不可控制，因为它不能改变，即使人为介入也无济于事。尽管图式痛苦很难改变（通常不可能改变），但我们与图式的关系可以发生巨大的改变。要做到这一点，我们需要更有意愿地接纳图式驱动的情绪，与图式驱动的想法和故事保持距离，从而改变我们与图式相关的想法和感受产生联系的方式。识别和命名图式是解离的一种方式（详见第6章）。解离拉开了与想法的距离，使其不那么可信。它将图式看作童年时了解的关于世界的故事，这个故事可能不适用于成年人，因为他们的世界更大、更多面。而图式痛苦是故事的副产品，是一种仅存在于想象而非现实中的东西。虽然 ACT不会使图式痛苦消失，但它可能让伴侣对情感上的痛苦采取更富有共情的态度，与想象中的故事保持距离，从而在关系中做出更灵活的反应。

治疗的目标是伴侣的回避行为，而非伴侣的想法和信念。伴侣的 ACT为治疗师提供了最易看见改变和调整的一面，那就是面对伴侣的行为方式。

伴侣的 ACT：治疗目标

伴侣的 ACT 的主要治疗目标是帮助伴侣培养心理和行为的灵活性，以便在图式激活时能选择有效的行为。这一目标的达成需要经过 6 个核心过程：价值澄清、承诺行动、认知解离、以己为景或观点采择、接触当下和接纳。在这 6 个过程中学到的技巧能够提高行为的灵活性，减少经验性回避。

1. 价值澄清：与伴侣一起确定价值可以帮其明确他想要成为什么样的伴侣。价值是一种选择的方向，它涉及伴侣双方在关系中想要坚持什么，以及什么是最重要的。价值对行为有着引导和驱动作用。伴侣澄清的价值为他们在关系中想要采取的行为提供指导，并成为尝试新行为的动力。

2. 承诺行动：承诺行动指的是基于价值采取的具体行动，用于代替旧的图式应对行为。承诺行动是有意而为之，为个人的价值服务。

在伴侣尝试采取价值行动时，障碍就会出现。这些障碍包括令人痛苦的图式想法和情绪，阻止伴侣尝试新行为。而且伴侣双方可能缺乏有效沟通的必要技能，进而无法采取有效行动。以下两个 ACT 过程用于处理图式想法，这些想法会阻碍关系中的价值行动。

3. 认知解离：认知解离是与图式想法拉开距离。这些想法会将伴侣拉入旧的回避行为，并且阻碍价值行动，而认知解离能够帮助伴侣跳出图式想法，减少这些想法对行为的影响。

4. 以己为景（观点采择）：以己为内容指的是陷入与图式相关的故事中，并将自己等同于那些图式。这些涉及自己和他人的概念与论述给人际关系带来了难题。相反，以己为景要培育一个观察性自我，以此观察自己和伴侣的内在体验和瞬息万变的念头。作为一个观察者，要充分接触内在体验，包括图式想法和情绪，并与之保持距离。以己为景有助于伴侣以一种灵活的视角看待自己和伴侣的论述。这个过程的目标是协助伴侣以一种灵活和富有共情的视角看待彼此，避免陷入对方是谁以及他的意图是什么的叙述中。

下面两个 ACT 过程用来处理图式情绪，这些情绪也会阻碍关系中的价值行动。

5. 接触当下：接触当下是指全然接触当下的体验。这意味着要活在当下，有意愿且不带评判地观察内外部的所有体验。这个过程会鼓励伴侣关注当下，更直接地体验彼此，而非透过他们图式的滤镜。这样一来，伴侣的行为不再是旧的反应模式，而是变得更加灵活和有效。当一个人与当下接触时，他就不太会与概念化的过去和未来的自我融合，而会意识到自己在当下可以自由地做出选择。这为尝试新行为和直接观察替代反应提供了可能。

6. 接纳：接纳是指不带任何评判地接受一个人所有的内在体验，包括想法、感受、冲动、回忆和身体感觉。接纳要充分接触当下，有意愿体验当下的内在体验，而不试图改变或控制令人痛苦的事件。ACT 认为接纳会减少回避性应对行为，增加价值行动。因此，ACT 鼓励人们充分暴露在图式痛苦之下，目的在于帮助人们过上更有价值的生活。接纳是一个过程，让我们放弃对控制自己体验的挣扎而愿意向所有体验开放，进而自由地选择自己的行动。接纳在伴侣治疗中尤其重要，它能够帮助伴侣放下改变自己或对方的执念，帮助伴侣培养一种对自己和对方的接纳态度。

正念和暴露的技巧能让人有意识地充分接触自身当下的体验，并保持开放和好奇的态度，有助于 ACT 中 6 个过程的进行。

治疗步骤

治疗步骤并不对应于个体的治疗疗程。有些人接受一次治疗就可以了，其他人可能需要 2～4 次治疗，这取决于伴侣和他们整合材料的能力。下面的治疗步骤不是对治疗过程的逐一记录，而是按顺序对必要步骤进行描述，方便伴侣在日常生活中运用 ACT 技术。

1. 识别图式和触发因素（第 2 章）
2. 识别经验性回避策略，即伴侣用 SCB 来回避图式痛苦（第 3 章）
3. 对伴侣关系陷入恶性循环进行概念化，及其如何引发继发性痛苦（第 3 章）
4. 有用性和创造性无望（第 3 章）
5. 价值澄清（第 4 章）
6. 确认价值行动和选择时刻（第 5 章）
7. 确认价值行动的障碍（第 5 章）
8. 练习认知解离，以降低图式想法对行为的影响（第 6 章）
9. 培育接纳和正念，以处理图式情绪，减少价值行动的障碍（第 7 章）
10. 练习有效的沟通技术，来提高解决冲突的技能（第 8 章）
11. 在伴侣关系中运用基于价值的问题解决方法（第 9 章）
12. 培育伴侣灵活的观点采择能力（第 10 章）
13. 将所有治疗过程结合在一起进行（第 11 章）

第 2 章
学习图式

***

大多数伴侣间的冲突是图式导致的，因此治疗时须尽早识别伴侣的关键图式。本章将介绍伴侣图式的识别过程，以及图式的具体定义、起源和对关系的影响。本章还将对如何帮助伴侣识别图式的触发因素进行讨论，并列出与具体图式对应的常见情绪。本书还提供了练习单和讲义，来帮助伴侣在咨询之外记录图式及其触发因素（见附录 D）。

了解图式

杰弗里·杨认为，图式是我们为自己和关系构建的核心信念和故事，是我们心中根深蒂固的认知结构或框架，帮助我们梳理信息和理解世界。图式就像一个镜头，我们透过这个镜头观察世界、梳理自身经历并解释事件。

我们一生都在构建有关自我的故事，这些故事就是图式。它扭曲了我们对他人的看法和记忆，并导致人际关系往我们极力避免的方向恶化。图式源于我们与家人和同伴相处的童年经历，并持续影响我们目前的人际关系。

就算事件之间没有太多的关联性，但大脑依旧可以为它们建立因果关系之类的关联。虽然这些关联在很多情况下都是有利的，但当我们认为一切都和我们自身及自我意识有因果关系时，图式就可能会变得适应不良。我们的故事是在童年早期时的需求没有得到满足的经历之上建构的。换言之，我们建立关于自己的故事和理论，是为了说明为什么我们的需求没有得到满足。而当我们试图理解世界之事、探究它们发生的原因时，我们就塑造了图式。比如一个人跟着抑郁的父母长大，并且父母无法满足他的情感需求，他可能会形成情感剥夺图式，并且相信他的伴侣同样不会满足他的情感需求。他甚至可能深信，要是他换个性格或做得更好，那么他当时的需求就会得到满足。他编造的故事可能是他的情绪太过强烈，造成了父母的抑郁。这可能会让他在关系中压抑自己的情感，导致进一步的情感剥夺。

图式就像一副墨镜，扭曲我们接收信息和赋予事情意义的方式。比如具有遗弃图式的人总觉得别人会拒绝或抛弃他，就算没有任何证据，他也会得出这样的结论。图式的镜头会扭曲我们的看法和经验，并会产生自我挫败的关系模式。图式帮助我们梳理经验，创造一种安全和可预测性的假象，让我们很难离开它，甚至让我们误以为自己可以预测感情生活的走向、保护我们自己，所以我们也很难质疑它。

适应不良的图式是自我挫败的情绪和认知模式，在成年后的关系中不断重复。这些在童年时期形成的图式在生活压力大时就会被触发，伴侣在图式被触发的情况下的回应方式会激活他们内心深处的恐惧。一旦图式被触发，它会完整地激活童年体验，包括图式驱动出影响极大的想法、感受、身体感觉、记忆和冲动。

图式能影响人际行为并影响人们在关系中满足基本需求的能力。在关系中若图式被触发，我们往往会使用童年时习得的应对行为（见第 3 章），来控制或阻止图式带来的痛苦。这些应对行为最终会创造一个自我实现的预言来强化和维护图式。比如一个具有遗弃图式的人如果在关系中寻求太多安慰，变得黏人，表现出嫉妒心和占有欲，或者经常责备他人，反而更有可能导致自己被其他人疏远甚至抛弃。正如杰弗里·杨所说的"图式吸引"法则，人们往往选择自己熟悉的人当伴侣。人们也可能选择与自己图式相反的人当伴侣。例如，一个具有遗弃图式的人可能会爱上全身心投入或者为情所困的人，比如有屈从图式的人，反之亦然。

介绍图式

你已经帮助伴侣识别了他们的核心信念（图式），之后请继续使用思维日志和伴侣图式问卷跟进。此时最好暂停一下，并向他们解释图式的概念和运作机制。

请根据前面所讲内容解释图式的特点，或者继续学习理解伴侣图式的讲义（见附录 D）。

了解伴侣图式

图式是关于自己和关系的一种核心信念，它会让你觉得你自身和 / 或你的亲密关系出了问题。图式在童年时期形成，在与养育者、兄弟姐妹和同伴相处时的不快经历中萌生。

图式来自我们重复受到的负面评价（如"你很坏"或"你什么事都做不对"），也可能来自过往的创伤事件。图式一旦形成，就会非常稳定，并成为理解自己和关系的一种固有的方式。

图式就像一副墨镜，扭曲你所有的经历，影响你看待事物的方式、对未来的假设和预测，会让你误以为这种图式是真实的，或者马上变成真实的。童年形成的图式会在之后的一生中频繁被触发。常见的触发因素包括冲突、强烈的需求、消极的想法和感受。一旦图式被触发，我们会体会到极度痛苦的感受，如羞耻、失落、悲伤、恐惧、愤怒等。所以图式会干扰你在关系中的安全感，降低满足自己及他人需求的能力。

伴侣图式的特征

- 它被视为不言自明的真理。
- 它能使自身永久存在，难以改变。

- 它似乎能预测未来，尤其是你亲密关系的走向，因为它能制造一种错觉，让你自以为可以预测未来，并做好相应的准备。
- 它通常由压力事件触发，特别是在关系中遇到的一些痛苦事件，这些事件会激活你之前形成的核心信念。
- 它往往伴随着深层的情感出现。

思维日志

在最初几周的治疗中，让伴侣各写一份"思维日志"，记录冲突时刻（"思维日志"见附录 D）。日志可以用于挖掘认知主题，提取重要信息以匹配相关图式。它也可以成为记录具体冲突来龙去脉的数据库。

思维日志

与伴侣有关的事件	感受	想法

示例对话

治疗师：比尔，我注意到你的日志中记录了一些关于谢里疏远你的想法。你猜测谢里可能会放弃这段关系。这些想法对你有什么影响？

比　尔：我很害怕。

治疗师：关于你们正在或将要发生的事情——这些想法背后的信念是什么？

比　尔：我觉得她随时都会离开，也许最终她会弃我而去。

10 种关系图式

在第一次或第二次会谈中,你可以向伴侣介绍这 10 种图式。下文具体介绍这些图式,以及伴随出现的主要痛苦。以下是可以给伴侣查阅的讲义(见附录 D)。

1. 遗弃 / 不稳定图式: 有该图式的人有这样的核心信念,他们认为其他人不可靠或不可能一直陪在自己身边,觉得早晚都会离开自己。他们认为自己在关系中很可能被抛弃和拒绝,稍有不慎,关系就会破裂。这些人可能会被冷漠和疏离的伴侣吸引,如有屈从图式(感觉自己被吞噬了)或特权 / 自大图式的人。

2. 不信任 / 虐待图式: 有该图式的人认为他人不可信,会故意伤害自己。他们总觉得别人会撒谎、欺骗或利用自己。具有这种图式的人会考验伴侣,以证明对方值得自己信赖。他们怀疑他人的计划和动机,担心自己会被操纵和 / 或欺骗。这些人会被不可靠,或在关系中寻求认同但并不能给伴侣安全感的人吸引。他们的伴侣可能有特权 / 自大图式、失败图式、缺陷 / 羞耻图式或自我牺牲 / 屈从图式。

3. 情感剥夺图式: 有该图式的人总觉得自己会对别人失望、被别人剥夺情感。他们坚信别人永远无法满足自己的情感需求或让自己满意。他们担心伴侣永远无法提供他们真正需要的理解、关心、改变、认可或支持。这些人经常觉得他们的关系少了一些东西,经常感到孤独、与伴侣无法心心相通,也很难心安理得地让他人照顾自己。这些人往往会被冷漠而疏离、无法满足爱人需求的伴侣吸引,这会让他们产生被剥夺和怨恨的感觉。他们的伴侣可能有特权 / 自大图式、屈从图式、缺陷 / 羞耻图式。

4. 缺陷 / 羞耻图式: 有该图式的人认为自己在某种程度上有缺陷、自卑或得不到他人的喜爱。他们共同的核心信念是自己有问题。他们眼中的自己是破碎的、有问题的,或存在严重缺陷的。如果其他人真的了解他们,就不会真正爱上他们。这些人害怕暴露真实的自己,因为他们坚信如果有人真正了解了他们，就会认为他们不可爱或不可接纳。他们往往会爱上经常拒绝或批评他人，有着苛刻标准图式、不信任/虐待图式或情感剥夺图式的人。

5. 社会孤立/疏离图式：有该图式的人认为自己不合群且没有归属感。即使和他人在一起时也会感到孤独、被忽视和不被理解。他们内心的痛苦是无法融入他人，没有归属感。他们倾向于选择那些很难认同他人观点的人，如有缺陷/羞耻图式、情感剥夺图式、不信任/虐待图式的人作为伴侣。

6. 依赖图式：有该图式的人坚信自己不能忍受独处，需要伴侣陪伴。他们认为只有伴侣才能给自己生存必需的情感，他们无法在没有伴侣的情况下照顾好自己。有依赖图式的人往往难以相信自己的判断和直觉，无法独立决定自己需要什么或采取什么行动。他们怀疑自己和自己做出的决定，过度看重他人的反馈。他们相当依赖伴侣，总认为自己不能独自生存或靠自己取得成功。这些人倾向于寻找独立的人作为伴侣，以便有人为自己做出决定。他们的伴侣可能有特权/自大图式或苛刻标准图式。

7. 失败图式：有该图式的人害怕失败，一直认为自己不够好、不够格，会辜负自己的伴侣。他们担心自己总有一天会不可避免地让伴侣失望，也不相信自己会成功。这些人倾向于选择那些不相信他们能成功的人作为伴侣，包括有情感剥夺图式、苛刻标准图式的人。这种选择会让他们觉得自己不够好的感觉长期存在。

8. 特权/自大图式：有该图式的人容易感觉在关系中受困或受控制，感觉总是被伴侣的情感需求左右，感到不堪重负或受挫；其核心信念是要把自我需求放在第一位，认为自己的需求应该首先被满足而不必迁就别人。具有此图式的人最典型的特征是他们觉得自己很特别，不需要遵守一般社交互动中的互惠原则，因此伴侣的需求对他们来说是强加的任务，会对他们造成不便。他们很难换位思考，坚信自己有权说自己想说的话，做自己想做的事，无须考虑伴侣的感受。这些人倾向于寻找那些愿意顺从自己的伴侣，包括有自我牺牲/屈从图式、情感剥夺图式、遗弃图式、缺陷/

羞耻图式的人。

9. 自我牺牲／屈从图式： 有这两种图式的人会过度想要满足他人的需求，甚至会牺牲自己的需求。自我牺牲图式和屈从图式的主要区别在于，前者心甘情愿做选择，而后者认为是受他人控制的。后者会因为害怕遭到报复或被拒绝而屈从于他人的需求，而前者选择优先满足他人的需求是为了不让自己有负罪感或自私的感受。在关系中牺牲自己的人会因为付出太多而产生被剥削的感受、怨恨和愤怒的情绪。这些人会被那些以自我为中心、对伴侣要求很多的人吸引，比如具有特权／自大图式、遗弃图式或情感剥夺图式的人。

10. 苛刻标准图式： 有该图式的人往往会为自己和他人设定很高的标准，他们对自己、他人的行为和成就过于挑剔，很难感到满足；其核心信念是他们必须做到完美，无法接受自己和他人的缺点或局限。他们过于关注错误、缺陷和不完美的地方，长此以往，不满情绪会一直持续。有苛刻标准图式的人往往会被那些难以满足其标准的人吸引，包括有失败图式或缺陷／羞耻图式的人。

10 种伴侣关系图式

1. 遗弃／不稳定图式：你会认为伴侣不可靠，他／她会和你断绝关系，甚至抛弃你。

2. 不信任／虐待图式：你预想伴侣会伤害、虐待或忽视你。

3. 情感剥夺图式：你总觉得情感需求得不到满足。

   a. 养育剥夺——缺乏他人关注

   b. 共情剥夺——缺乏他人理解

   c. 保护剥夺——缺乏他人帮助

4. 缺陷／羞耻图式：你认为自己有缺陷、低人一等或不可爱。

5. 社会孤立／疏离图式：你认为自己被周围世界孤立、没有归属感。即使和他人在一起，你也会感到孤独、被忽视和不被理解。

6. 依赖图式：你认为没有伴侣的话，自己在情感上难以生存，并且无法在关系之外照顾好自己。

7. 失败图式：你认为自己会无法维系这段关系，在生活的其他方面也会失败。

8. 特权／自大图式：你认为伴侣应该满足自己的需求，自己有权要求伴侣一直支持你。

9. 自我牺牲／屈从图式：你认为必须优先满足伴侣的需求，因为你认为伴侣的需求更重要，或者你害怕被拒绝。

10. 苛刻标准图式：你认为你和伴侣在生活和关系中必须有高标准的表现。如果没有达到标准，你或伴侣就做错了，并且应该受到批评。

请把图式讲义发给伴侣，鼓励他们在治疗时讨论这 10 种图式，并留意自己在关系中的表现符合哪些图式的特点。伴侣双方的关注点是发现自己具有的图式，而不是对对方具有的图式信念进行指控。

伴侣双方的图式评估始于第一次会谈。治疗师邀请伴侣描述最近冲突中的问题，让他们先从谈自己想要或反对的内容开始，对话逐步升级，直到伴侣表现出图式被触发的症状，如使用防御性的姿态、发出更大的声音或指责时，治疗师应及时介入。

激活伴侣双方的情绪后，将观察重点从争吵的内容转移到争吵的过程上，向伴侣提问：

- 他们此刻有什么感觉（包括身体上的感觉）？
- 关于彼此、他们的关系、他们的未来，他们自动化的想法是什么？他们对彼此的相处有什么期望？有什么假设或判断吗？
- 治疗师记录每位伴侣的主要想法，并采用箭头向下技术，深入探究他们的图式信念。

评估图式

评估图式需要用到两种关键工具：箭头向下技术和伴侣图式问卷。

箭头向下技术

箭头向下技术操作起来很简单。只需要问伴侣这个问题："如果（自动化想法）是真的，那么这对你和你们的关系意味着什么？"他们每出现一个新的想法，就重复问这个问题，直到你识别出图式。请注意你要寻找的是信念，而不是感受。

示例对话

治疗师：谢里、比尔，我想听听你们对比尔想兼职做音乐的看法。谢里，你有没有这样想过，"比尔只关注他想要的东西"？

谢　里：是的。

治疗师：如果这是真的，你觉得这对你和你们的关系意味着什么？

谢　里：比尔知道他想要什么，他也如愿了，然后就去追求了。

治疗师：好的，如果"比尔知道他想要什么并去追求它"的想法是真的，这对你和这段关系意味着什么？

谢　里：他不考虑我的需求，他不在乎我。

治疗师：我不是说那个想法是真的，但假如它是真的，那意味着什么？

谢　里：那他就只想做他的音乐，他会不断地利用我。

治疗师：所以这是有关不信任的想法——比尔可能只会利用你，你觉得这不公平。比尔，让我们来探讨一下你的想法。你提到"我永远不会有自己的生活"，如果这是真的，这对你和你们的关系意味着什么？

比　尔：她不会让我拥有对我来说重要的东西。

治疗师：如果这是真的，这对你和你们的关系意味着什么？

比　尔：我永远无法从她那里得到我想要的。

治疗师：好，所以你的想法是，在这段关系中你需要的东西被剥夺了。请注意，在我们深入分析了你们的想法之后，会发现这些想法都是基于某个信念产生的。对你来说，谢里，你坚信伴侣会利用你。比尔，你不相信伴侣会给你想要的东西来满足你的需求，让你快乐。

伴侣图式问卷

你也可以使用正式的评估来探询图式。下面的伴侣图式问卷（见附录 B）受杰弗里·杨的研究启发而设计，可以为每位伴侣识别核心图式。

伴侣图式问卷

本问卷将帮助你确定你在关系中具有何种图式。请认真阅读每条描述，并根据符合你情况的程度进行评分，将分数写在题目左侧的横线上。填写完后，可根据简要指南评估你的图式类别。

0——不同意

1——不同意也不反对

2——有点同意

3——同意

4——非常同意

1. 遗弃 / 不稳定：

＿＿＿＿＿＿＿（1）我觉得我不能信赖和依靠伴侣。

＿＿＿＿＿＿＿（2）我经常被那些无法给我承诺的人吸引。

＿＿＿＿＿＿＿（3）在感情生活中，我感到不安全和不稳定。

＿＿＿＿＿＿＿（4）我感觉与伴侣的关系很脆弱，好像随时都可能结束。

＿＿＿＿＿＿＿（5）我不能指望伴侣总会陪在我身边。

＿＿＿＿＿＿＿（6）我总是担心伴侣会离开我。

_____（7）我经常担心伴侣会找到另一个他 / 她更喜欢的人。

_____（8）在我和伴侣分开一段时间或者伴侣说自己需要空间的时候，我感到害怕。

_____（9）当伴侣不在我身边时，我担心他 / 她对我是否忠诚。

_____（10）我经常害怕被抛弃或失去伴侣。

2. 不信任 / 虐待：

_____（1）我经常担心伴侣在利用我。

_____（2）我担心伴侣会伤害或背叛我。

_____（3）我很难信任伴侣，把他 / 她往好处想。

_____（4）我认为大多数人都不值得信任。

_____（5）我需要保护自己并保持警惕，才能在关系中获得安全感。

_____（6）我经常怀疑伴侣的意图和动机。

_____（7）我不相信伴侣会信守承诺。

_____（8）我必须时刻提防伴侣说谎或违背诺言。

_____（9）我担心伴侣会虐待或辱骂我。

_____（10）我经常怀疑伴侣在某种程度上欺骗或愚弄我。

3. 情感剥夺：

_____（1）我没有从伴侣那里得到我真正需要的爱和关心。

_____（2）伴侣不理解我，也没有给予我需要的关怀。

_____（3）我对我的情感生活不满意。

_____（4）我希望伴侣给我更强烈的情感回应，才能满足我的需求。

_____（5）我一直很难感觉到伴侣在照顾我。

_____（6）伴侣经常以冷漠疏离的态度回应我的情感需求。

_____（7）我需要的关注和关爱，总是超出伴侣能提供的。

_____（8）我经常感到伴侣剥夺了我的情感，但越是这样，我就越渴求。

_____（9）我很难从伴侣那里获得情感支持。

_____（10）即使和伴侣在一起时，我也常常感到寂寞和孤独。

4. 缺陷／羞耻：

_____（1）如果伴侣真的了解我，他／她会对我失望。

_____（2）我担心如果伴侣看到我所有的缺点和缺陷，他／她就不会接受我。

_____（3）我担心如果我过多地暴露自己，伴侣就不会爱我。

_____（4）我感觉自己完全坏掉了。

_____（5）我试着找出自己的问题，这样就能改善自我。

_____（6）我担心如果向伴侣完全展露自己，他／她就会拒绝我。

_____（7）我经常认为伴侣太好了，他／她本可以找到更好的人。

_____（8）如果伴侣了解真实的我，他／她就不会想和我在一起。

_____（9）我的大多数伴侣经常对我感到失望。

_____（10）我不能和伴侣分享我内心深处的不安。

5. 社会孤立／疏离：

_____（1）我对伴侣或社群没有归属感。

_____（2）我经常觉得自己被排除在群体之外，像个局外人。

_____（3）我和伴侣都很难与朋友相处融洽。

_____（4）当我尝试与伴侣的朋友和／或家人联系时，我会有尴尬和不习惯的感觉。

_____（5）我担心自己和伴侣是完全不同的人，好像我们生活在两个不同的世界。

_____（6）我担心伴侣不想带我出席社交场合。

_____（7）和伴侣在社交场合时，我感到被排斥。

_____（8）我担心伴侣在社交场合会因为我感到尴尬或丢脸。

_____（9）我担心我和伴侣的朋友和／或家人相处不好。

_____（10）当我和伴侣在社交场合时，我感到尴尬或难为情。

6. 依赖：

_____（1）没有伴侣的帮助，我很难把事情做好。

_____（2）我更喜欢让伴侣做大部分决定。

_____(3) 我很难长时间独处。

_____(4) 我需要伴侣帮我解决很多自己无法解决的问题。

_____(5) 没有伴侣的建议,我很难自己做决定。

_____(6) 我非常依赖伴侣的帮助和 / 或建议。

_____(7) 没有伴侣的支持,大多数难题我都无法解决。

_____(8) 我经常感到无助,或者对该做什么感到茫然。

_____(9) 我需要伴侣的帮助和肯定,来处理日常事务。

_____(10) 我担心在没有伴侣建议的情况下自己会犯错、做出错误决定。

7. 失败:

_____(1) 我担心自己不能达到伴侣的期望。

_____(2) 我的大多数伴侣都对我感到失望。

_____(3) 我的感情基本上都失败了。

_____(4) 我不相信自己能做出好的决定。

_____(5) 我通常会把伴侣要求我做的事搞砸。

_____(6) 我担心我发挥不了自己的潜能。

_____(7) 我取得的成果总是有限。

_____(8) 我总是失败,让伴侣失望。

_____(9) 我没有达到伴侣的标准。

_____(10) 我尝试做的所有事情都失败了。

8. 特权 / 自大:

_____(1) 没有从伴侣那里得到想要的东西时,我会生气。

_____(2) 我经常觉得伴侣对我要求太多。

_____(3) 我通常会在关系中得到自己想要的东西。

_____(4) 我不接受伴侣的指挥。

_____(5) 我经常因为伴侣约束我而感到沮丧。

_____(6) 我不应该把伴侣的需求放在自己的需求之前。

_____(7) 伴侣不应该阻止我做想做的事。

_____（8）我觉得我不必接受伴侣对我的限制。

_____（9）生活中，我总能得到应得的美好事物。

_____（10）我擅长说服伴侣按照我的方式做事。

9. 自我牺牲／屈从：

_____（1）在关系中，我很难让我的需求得到满足。

_____（2）如果把自己的需求放在伴侣的需求之前，我会有负罪感。

_____（3）我不敢否定或拒绝伴侣的想法。

_____（4）我发现自己通常会顺从伴侣的计划。

_____（5）我经常为伴侣做一些自己不想做的事情。

_____（6）我害怕如果我不满足伴侣的需求，他／她会报复或者惩罚我。

_____（7）我现在很难确定自己想要什么。

_____（8）我努力取悦伴侣，把他／她的需求放在自己的需求之前。

_____（9）在关系中，我很难提出自己的主张，或者说出自己的需求。

_____（10）我很难让别人知道自己的需求。

10. 苛刻标准：

_____（1）我为伴侣和自己设定了很高的标准。

_____（2）对于做过的事情，我很少满意；我通常认为我可以做得更好。

_____（3）比起伴侣的付出，我更容易看到他／她的缺点。

_____（4）如果我没有完成足够的工作，我很容易觉得自己在原地踏步。

_____（5）当伴侣或我犯错时，我会变得很挑剔。

_____（6）失败使我很沮丧。

_____（7）我通常因为伴侣没有达到我的期望而感到失望。

_____（8）我注意到伴侣有些地方可以改进，或者说有些事他／她可以做得更好。

_____（9）我对伴侣和自己都有很高的期望。

_____（10）我总是做得不够多。

得分

_____（1）遗弃／不稳定

_____（2）不信任／虐待

_____（3）情感剥夺

_____（4）缺陷／羞耻

_____（5）社会孤立／疏离

_____（6）依赖

_____（7）失败

_____（8）特权／自大

_____（9）自我牺牲／屈从

_____（10）苛刻标准

解读伴侣的图式：

0～10：不适用。你可能不具有此图式。

11～19：较低分。此图式对你的影响可能很小。

20～29：中等分数。此图式对你的影响为中等。

30～40：高分。这是你具有的一种重要图式。

　　尽管与这些图式相关的痛苦在关系中普遍存在，所有人都曾有过被怀疑、被情感剥夺、被抛弃的经历，但每个人的过往经历不同，他们会有不同的图式倾向。在这10种图式中，如果伴侣关于某种图式的得分在25分及以上，则表明其是影响最大的图式，可能已经对伴侣的关系产生了影响。如果没有出现25分及以上的得分，你可以重点关注两个得分最高的图式。如果出现了多个25分及以上的得分，只重点考虑2～3个就足够了，如果考虑更多的图式，治疗可能会过于复杂，更令人困惑。治疗师将重点放在具有以下特征的图式上：

- 问题显著；
- 在冲突中经常出现；
- 会触发伴侣图式的行为。

治疗师一旦选好要解决的关键图式，将在整个治疗中不断地聚焦到这个问题上，注意图式被激活的时刻以及伴侣的回应方式。你不用对伴侣使用相关的图式术语，可以直接引用伴侣的话来描述和标记他们的图式体验。

图式与情感痛苦

图式信念会激发极度痛苦的感受。事实上，它们是如此令人痛苦，以至于当图式痛苦被激活时，伴侣都会努力抑制或避免图式痛苦。与每种图式相关的典型情绪总结在下面的图式讲义中（见附录 D）。

图式情绪

图式	情绪
社会孤立 / 疏离	孤独、羞愧、沮丧、尴尬、孤立、凄凉、恐惧、焦虑
自我牺牲 / 屈从	内疚、恐惧、无助、被迫、愤怒
特权 / 自大	愤怒、失望、被剥夺、受困
遗弃 / 不稳定	恐惧、孤独、嫉妒、不安、期待、悲伤
失败	恐惧、悲伤、失望、无助、愤怒、羞愧
情感剥夺	孤独、紧迫、被剥夺、渴求、无助、渴望、悲伤、愤怒
缺陷 / 羞耻	羞愧、悲伤、恐惧、无助、愤怒
苛刻标准	失望、不满、空虚、恐惧、不满、沮丧、羞愧
不信任 / 虐待	恐惧、猜疑、孤独、谨慎、怀疑、愤怒、渴望
依赖	恐惧、不确定、孤独、脆弱、自卑、怀疑、困惑、焦虑

治疗师与伴侣一起回顾图式情绪，鼓励伴侣识别与其关键图式相关的情绪。

示例对话

治疗师：谢里，你的不信任图式出现时，引发了你什么情绪？

谢　里：我一想到比尔想要利用我，我就很生气。我觉得自己很愚蠢，居然放任他这样做，对此我也感觉很羞愧。

治疗师：愤怒和羞愧。这些感觉有多强烈？

谢　里：非常强烈。我想把它们发泄出来。

治疗师：这的确很痛苦。比尔，我们已经谈过，你触发的两种图式，一种是剥夺图式，你觉得自己永远无法从谢里那里得到你需要的东西，那是什么感觉？

比　尔：有点绝望，我总是觉得不快乐。还有怨恨，她本可以帮助我，但她不愿意。

治疗师：这种绝望一定让你很痛苦。另一种图式是遗弃图式，我们之前也讨论过，当你觉得谢里可能会离开时，你是什么感觉？

比　尔：我不想谈这个。

治疗师：我理解。但我想我们至少尝试着描述你的感受。

比　尔：一种恶心、害怕的感觉。

治疗师：这种感觉非常强烈，你不想触碰它分毫。但这就是图式感受的特点，会让人非常痛苦，就像碰到了一个热炉子，你越想尽快地阻止、避开、逃离这些感受，它们造成的痛苦就越会加剧你们的冲突。

这时，治疗师引入了经验性回避的概念，这是你第一次引入 ACT 概念。经验性回避指的是人们用不适宜的方式逃避痛苦，反而加剧了痛苦。从 ACT 的角度来看，回避图式痛苦是造成关系困扰和功能失调的主要原因。

解释图式的起源

在童年早期，核心情感需求没有得到满足时，适应不良的图式就会出现。杰弗里·杨认为，要想让孩子茁壮成长，必须满足他们的6种需求。如果忽略这些需求，孩子就会形成图式，并在关系中不断重演。虽然这些图式是一个人对早期童年环境的适应性反应，但它们会在当下的关系中继续出现。以下是儿童的6种基本情感需求：

- **安全**。如果孩子没有处在一个稳定和安全的环境中，那他们基本的安全需求就无法得到满足。孩子需要可靠和稳定的养育者，才能在这个世界中获得安全感；当安全需求没有得到满足时，就可能会形成遗弃／不稳定图式或不信任／虐待图式，也可能兼具两种图式。

- **情感连接**。孩子需要来自家庭成员、养育者和同伴的爱、关怀、共情、理解与指导。当他们没有得到需要的爱和共情时，会形成情感剥夺图式、遗弃图式、缺陷／羞耻图式或社会孤立／疏离图式。

- **自主性**。孩子需要有自主和独立的意识，以便将来能够很好地与父母分离。如果父母没有教会孩子如何自力更生、负责任和做出良好的判断，可能会让孩子形成依赖图式或自我牺牲／屈从图式。

- **自我价值**。当孩子得到适度的爱、关怀、接纳和尊重时，就会逐渐发展出自尊。相反，如果缺乏家人和同伴的支持，会形成缺陷／羞耻图式、失败图式或情感剥夺图式。

- **自我表达**。在一个健康的成长环境中，孩子会得到鼓励、坦率地表达自己的需求和愿望。当这种自我表达不被鼓励和支持时，孩子害怕遭到报复或者害怕自己的需求和感受被否定，于是会压抑自己的需求和感受，以求不被养育者疏远。这种情况下可能会形成自我牺牲／屈从图式、苛刻标准图式或缺陷／羞耻图式，或者三者兼而有之。

- **现实限制**。当孩子生长在一个有着责任感、自我控制、自律和尊重他人的环境中，就会行事有度。如果父母溺爱、纵容孩子，孩子做事就不会考虑他人的感受。这种孩子长大后可能会有特权／自大图式。

一旦治疗师确定了关键图式及相关的情绪，就可以验证这些情况是否与来访者的某些童年经历有关联。这些核心信念是从特定的创伤和与养育者的消极相处中形成的，在这些经历中，核心情感需求没有得到满足。治疗师帮助来访者将当前的冲突、图式触发点与早期的童年经历联系起来，帮助伴侣双方认识到之前未被满足的需求和当前关系中的情感需求之间的关联。

治疗师通过识别图式起源，可以达成以下目标：

- 图式信念和痛苦来源于不受个人控制的外力作用，图式不是他/她的错误。
- 伴侣双方听到了对方恐惧的事情以及出现特定反应的原因后，共情才得以建立。
- 图式可以与具体的事件联系起来，既能让人理解图式是如何形成的，又能显示出具有这种图式的个人是如何混淆过去和现在的关系的。

示例对话

治疗师：比尔，请你回忆一下，你小时候是否也有过这种绝望的感觉，就是感觉你永远得不到你想要的东西？在你的童年中有哪些经历和这种情绪有关？

比　尔：我父母分开的时候，我母亲每天四处奔波，好像在找什么人或什么事，我想让她带我出去逛逛、做些事、和我说说话，但她离开了我。

治疗师：你感觉被抛弃了，很孤独。

比　尔：我是感觉被抛弃了。

治疗师：我有一种感觉，你的遗弃信念和这种类似体验有关。

比　尔：我试着保持清醒等她回家，但每次她回家的时候我都睡着了。

治疗师：你有没有发现，你跟谢里在一起时被触发的图式情绪其实可以追溯到很久以前，与之前你母亲离开时你的感受很相似？（转向谢里）我想问你同样的问题，你之前提到，你觉得人们不在乎你，并因此感到愤怒和羞愧，你还记得这些想法和感受曾经在什么时候出现过吗？

谢　里：有很多时候。举个例子，我父亲当时竞选县长，他突然想利用我，认为如果带着我，就会让他看起来像个顾家的男人，会帮他赢得更多选票（轻蔑地挥了挥手）。如果我不想帮他竞选，他就会威胁我，直到我同意去，他才会"面带微笑"。

治疗师：但如果不是因为竞选，他也不会在意你。

谢　里：是的。

治疗师：我理解你为什么觉得信任别人会很危险了。

图式如何影响关系

现在伴侣双方都对图式有了一定的了解，并确定了影响彼此的1～2个核心信念。那么是时候识别出关系中典型的图式触发情景了。每种图式的触发因素都有所不同，触发因素与图式的对应关系在下面的讲义中可以找到（讲义见附录 D）。

伴侣的图式触发因素

图式往往会扭曲我们对关系的看法，在伴侣双方需求不同的情况下更是如此。当图式被触发时，我们的反应方式是为了保护自己免受图式带来的情感痛苦。触发因素在关系中难以避免，但如果你能确定自己主要的图式触发因素，你将更有可能改变伴侣面对争吵和冲突的反应。下面是每种图式的一些典型触发因素：

遗弃 / 不稳定图式：当伴侣疏远你、拒绝沟通或难以亲近时，会触发你的这种图式。当伴侣对你很挑剔，表现出对这段关系不满意，直接或间接威胁要离开时，也可能触发这种图式。

不信任 / 虐待图式：该图式的触发因素往往是，伴侣说了或做了伤害你的话语或事情，你觉得伴侣不关心你或做了对你不利的事情。

情感剥夺图式：当伴侣疏远你，或者你感觉自己不被理解、缺乏保护或关爱时，你会感到孤独，这种图式就会被触发。

缺陷 / 羞耻图式：当你受到批评，或者感觉自己没有达到伴侣的期望时，这种图式就会被触发；那些让你觉得自己被否定或不够好的信息也很容易触发你的图式。

社会孤立 / 疏离图式：当你感觉与伴侣、伴侣的朋友或家人在价值观、兴趣、品味等方面不同时，或者感觉自己被忽视或不被理解时，就会触发这种图式；有时你与伴侣处在同一空间，却依然感觉孤单的时候，图式也会被触发。

依赖图式：当你面对困难或挑战时，伴侣却疏远你、不陪着你，会触发该图式；他 / 她在情感上没能在你需要时支持你、陪在你身边，都可能会触发你的图式。关系中的任何威胁都可能会触发图式。

失败图式：当你犯错，受到批评，或者感觉自己没有达到伴侣的期望时，便会触发图式；暗示你成就、天赋、能力或智力存在不足的信息也会触发这种核心图式。

权利 / 夸张图式：当伴侣没有做你想要或需要的事情，或者伴侣选择优先满足自己的需求或愿望而不是你的时，这种图式就会被触发。

自我牺牲 / 屈从图式：当伴侣有求于你，而你觉得不得不满足他 / 她时，这种图式就会被触发；当你感觉伴侣的需求在控制你，迫使你顺从的时候，也会触发该图式。

苛刻标准图式：当你或伴侣没有达到你对亲密关系的行为标准时，就会触发该图式；这种图式也会被批评、冲突或不满的情绪触发。

在和伴侣讨论了他们典型的触发因素之后，你可以让他们观察并记录一周内出现的触发情景。当伴侣发现他们关系中的某件事情触发了关键图式时，鼓励他们使用下面的图式触发日志记录下来（日志见附录 D）。这是非常重要的家庭作业，能够帮助伴侣弄清楚图式被触发时到底发生了什么。

最右边一列［行为（你做了什么）］是探究图式被触发时伴侣如何反应的重要数据。这些反应，即 SCB，是接下来治疗的重点步骤（见第 3 章）。

图式通过 SCB 破坏伴侣关系，当你带伴侣研究他们行为的后果时（见第 3 章），伴侣将会逐渐意识到这一点。现在，伴侣只需观察和记录触发图式的事件和反应即可。

家庭作业

治疗早期阶段，伴侣的家庭作业如下。只要关键的图式在关系中被触发，伴侣就需填写每次冲突的"思维日志""伴侣图式问卷"以及"图式触发日志"。

图式触发日志

触发情景	图式	情绪	行为（你做了什么）

第 3 章
图式应对行为和回避的作用

***

治疗师探索了伴侣的图式及其触发因素，确认了伴侣在关系中持续出现的原发性痛苦之后，就可以进入识别 SCB 的阶段了。SCB 指的是我们在关系中使用控制、消除或阻止图式痛苦的行为策略。在这一阶段，治疗师首先要向伴侣进行心理教育，说明什么是 SCB，我们如何习得 SCB，以及 SCB 如何在关系中持续存在。在这之后，确定伴侣在关系中使用的 SCB，并引入一个"循环"的概念，用以说明 SCB 模式的特殊性，伴侣都可能会遭遇，而且各自的 SCB 都是这个循环持续存在的动力。

从 ACT 的角度来看，SCB 是一种习得的经验性回避行为，我们使用此类行为来避免产生痛苦的内心体验和图式的触发。回避行为可能会暂时缓解或延迟图式痛苦，但从长远来看，它最终会造成更多的疼痛、痛苦和更严重的关系损害。

我们在童年早期与身边人的互动中习得了 SCB，比如观察父母与家人如何互动和他们应对痛苦的方式。我们也会知道，如果父母有抑郁情绪，只要我们大喊大叫，或是歇斯底里，他们就会关注我们；如果父母对我们过度干涉和挑剔，只要我们变得退缩、异常安静，他们就会给予我们需要的空间；如果我们能满足父母的需求，我们就可以暂时避免产生内疚或自责的感受。我们在这个过程中学到的策略只适用于过去的情景，但损害了当前的关系，也使我们的需求无法得到满足。

现在，作为成年人，我们已经习惯了在关系中使用童年时习得的回避策略，来避免图式痛苦。虽然这些策略能暂时缓解图式痛苦，但从长远来看会损害关系，甚至会创造一个自我实现的预言，在目前的关系中形成一种类似于童年时的行为模式，从而强化伴侣双方的图式。

比如，如果一个人的遗弃图式被触发，他通过寻求大量安慰、变得黏人、表现出嫉妒或占有欲，或者指责、劝告等行为，一遍遍地打电话给伴侣来寻求关注，或者利用内疚来阻止伴侣与其他人相处。虽然这些行为在当时缓解了他被拒绝的感受，但从长远来看却损害了关系，甚至增加伴侣疏远或逃离他的可能性，这又加强和激发了他被抛弃的体验。

一个人的图式被触发时的反应方式，反过来会引发伴侣的图式和SCB，这种循环在关系中维持着自我挫败的模式。下面的讲义可以帮助伴侣确定他们在图式被触发时使用的SCB（讲义见附录D）。

关系中 10 种常见的不良 SCB

以下是伴侣关系中 10 种常见的不良 SCB：

1. 攻击：指责、批评、言论过激、贬低、控诉、强加意图。
2. 苛求：控制、坚持、要求过多，要求关注、支持或照顾。
3. 屈从：放弃、让步、顺从、自我牺牲、消极接受或唯命是从。
4. 依附：依赖、寻求关注、遇到问题时过度寻求关注和帮助、寻求安慰。
5. 退缩：沉默，拒绝交流，在情感、身体和性方面都很回避，拒绝靠近。
6. 寻求刺激：通过寻求刺激、分散注意力的方式回避，如强迫性购物、性交、赌博、投机冒险、疯狂工作。
7. 成瘾性的自我安慰：通过酒精、药物、食物、电视、网络等进行回避。
8. 操纵：威胁做或不做某事、出轨、诱惑他人、欺骗、让他人背负内疚感。

9. 惩罚：夺走、被动攻击性拖延、迟到、抱怨。

10. 轻视：暗示或断言他人的需求不重要、大事化小、自我辩护、解释、辩解。

确认 SCB 及其后果

伴侣双方在清楚 SCB，并了解了这种回避图式痛苦的行为是如何使关系陷入恶性循环中之后，请继续回顾最近的冲突和关系中 SCB 造成的后果，用以识别伴侣使用的 SCB。

伴侣因不同的图式，使用不同的 SCB，甚至因同一图式使用的 SCB 也不同。比如，具有屈从图式的伴侣可能会在不同的应对行为之间摇摆不定，有时他 / 她使用服从、顺从或迁就的行为方式，有时又跳到另一个极端，用反抗和强求的方式应对屈从图式的感受。尽管 SCB 不同，但目标一致，即回避屈从图式带来的痛苦。

为了评估 SCB 的有用性，确认伴侣使用的 SCB 就很重要。这个过程包括两步：首先确认 SCB 在关系中产生的负面结果，探索其有用性；然后进行创造性无望，这个 ACT 过程致力于消除伴侣试图控制和消除图式痛苦的惯性。有用性是让伴侣了解他们的 SCB 在关系中造成的负面结果，创造性无望是让伴侣意识到图式痛苦不可避免且会反复被触发。以下步骤用于确认伴侣使用的 SCB。

1. 向伴侣展示带有 SCB 清单的讲义，让他们回顾"伴侣图式触发日志"，探讨自己使用了哪些 SCB，并回答下列问题：

- 当你的图式被触发时，你的应对行为是什么？
- 当你感到图式痛苦，比如受伤、被拒绝、被抛弃、无助时，你做了什么？当你的_____图式被触发时，你的应对行为是什么？

- 当伴侣＿＿＿＿＿＿＿（具体的SCB）时，你是如何回应的？

2. 伴侣要检核对方是否认同他对对方SCB的描述，然后给予反馈。

3. 回忆最近的一次冲突，将双方的图式、触发因素和应对行为相联系，会更清楚SCB的循环。

这些步骤有助于标记和识别伴侣在关系中使用的SCB，预测其会在治疗中出现。治疗师在与伴侣一起识别SCB的过程中，也可以检核和确定哪些SCB将成为治疗目标。

SCB的有用性——伴侣的个案概念化

在伴侣回顾最近的冲突时，治疗师要帮伴侣确认SCB对自己、伴侣和关系的影响，记录SCB引发对方图式、强化图式信念并加深痛苦的方式。治疗师提出的个案概念化需要说明SCB的恶性循环是如何形成的，过程中伴侣双方的图式痛苦又是如何维持并加剧这种恶性循环的。个案概念化要能够区分难以避免的图式痛苦和SCB引发的继发性痛苦。

对伴侣进行个案概念化的困难之处在于需要治疗师合并伴侣双方对图式痛苦的反应。在麦克和米歇尔的案例中，双方都无法忍受在失望时出现的痛苦，米歇尔不能忍受自己失望时的情感剥夺和孤独的感受，而麦克无法忍受自己让米歇尔失望的感受，他会因此感到无能为力、无助和羞愧。伴侣用追求者/疏远者的模式回应这种体验，但这种模式会加剧他们的痛苦和失望。个案概念化的功能之一是外化关系问题，不认定任何一方为过错方，但双方都有责任来改变它。治疗师将伴侣双方对关系中不可避免的痛苦（在上面提到的案例中是失望）反应形成的模式视为问题。也就是说，伴侣双方的SCB促使问题持续存在，因此双方都有责任改变当下。

伴侣要意识到每次冲突会反复出现相同的图式和SCB，SCB最终会创造一个自我实现的预言来强化和维持图式痛苦。下面的例子是示范如何识别伴侣的SCB，并引入"循环"的概念。

示例对话

治疗师：看完 SCB 清单后，我们已经了解了自己使用的 SCB。如果你们愿意的话，可以讨论一下最近的一次冲突，也许是本周或者上周发生的，在冲突中出现了图式被触发时的情景。那个时候，你们的应对行为是什么？结果是什么？

麦　克：昨天米歇尔又开始唠叨我洗碗的事，我非常生气。

治疗师：多说一些当时的情况。

麦　克：我当时正在看电视，米歇尔刚好下班回家。她进门对我说的第一句话是："我真不敢相信，碗还没洗！你总是这样，你说你会把那些该死的碗洗完，但你就是不洗。我一点都不意外，我不能指望你做任何事。"这让我很生气。她每天都这样，下班回家后的第一件事就是指责我。

治疗师：米歇尔这么说的时候，你做了什么？

麦　克：我说："对你来说，我永远都不够好。"然后我就走开了。

治疗师：接下来呢？

麦　克：她一直跟着我，跟着我到卧室，说我很可怕，然后我气炸了，就出门走了。

治疗师：米歇尔，当时你的感受是什么？

米歇尔：我只是觉得他从来不听我说话，也不在乎他对我的影响。

治疗师：你是说你感到很孤独，还感觉很受伤？但你有没有注意到你刚刚说的话？你有使用某种应对行为吗？让我们对照 SCB 列表看看（治疗师找出伴侣当下的应对行为，用非评判性的语言复述伴侣的陈述）。

米歇尔：我是在批评、指责吗？但我真的不知道该怎么与他沟通。

治疗师：让我们试着分析一下当时发生了什么，以及你是如何与他沟通的。你能具体说说当时你们之间发生了什么吗？你回家的时候有什么感受？

米歇尔：我回到家，看到屋里一团糟，碗也没洗，麦克就在那看电视，我很失望和孤独。

治疗师：你的剥夺图式被触发了？

米歇尔：是的。我感到很孤独，我的任何需求在这段关系中都无法得到满足。

治疗师：你感到孤独和情感剥夺？你当时想为什么你的需求永远得不到满足？

米歇尔：是的。

治疗师：那么，你当时做了什么？在你的剥夺图式被触发的那一刻，你的应对行为是什么？根据应对行为清单，看看你使用了哪种SCB。

米歇尔：批评和指责。

治疗师：是的。你开始感到孤独和情感剥夺时，你用批评和指责的方式，试图让麦克理解你的痛苦，这样说对吗？麦克，在那一刻你的图式被触发了吗？触发了你什么图式？当时你的应对行为是什么？

麦　　克：我很恼火并感到挫败。我厌倦了一次又一次的争吵，也听够了我是个多么糟糕的丈夫之类的话。

治疗师：不做任何评判，让我们专注于你的感受。你是否觉得受伤、无助，无能为力？ 当时你的感受是什么？你的哪种图式被触发了？

麦　　克：我猜是缺陷 / 羞耻图式被触发了。我感觉自己永远不够好，会一直让她失望。

治疗师：当你觉得自己无能为力、不够好时，你做了什么？

麦　　克：我走开了。我像往常一样退缩了，因为我觉得我永远无法让她满意。

治疗师：你走开之后发生了什么？米歇尔是如何回应的？

麦　　克：她在家里一直跟着我，不停地唠叨和指责我。

米歇尔：每次他走开，我都觉得自己被抛弃了。所以我试着告诉他，他这样做有多让我受伤，以及为什么这种说明对我很重要。这不只是碗的问题，我觉得什么事都不能依靠他，他也不在乎我的感受。

治疗师：（对麦克说）所以你越是想要逃避这种无能为力和羞愧的感觉，这种感觉就会变得越强烈，你越是想要逃避那些唠叨，她就越是大声唠叨？

麦　克：是的，她就是不肯罢休，直到我爆发了，离开了家。

治疗师：（对米歇尔说）而你越是想让麦克明白他的行为让你很受伤，他就表现得越疏远？你想让他倾听、理解你，你越是解释他的行为让你感觉有多糟糕，他就越退缩，你就越感觉自己的情感需求无法得到满足？

米歇尔：我说的话他一句都不听，就直接走开了，然后告诉我他晚点再洗碗，这让我感觉更难过了。

治疗师：当你感觉更难过的时候，你做了什么？

米歇尔：我告诉他，他根本不关心我，不在乎我的感受，我什么都不能指望他。

治疗师：所以你变得更苛刻，批评的话更多了？（转向麦克）米歇尔说了那句话之后你做了什么？

麦　克：我说如果我什么事都做不好，也许我们一开始就不该在一起，然后我就离开了家。

治疗师：你感到无能为力和无助。你太想逃离这个场景了，所以最后说了一句狠话，然后就离开了家？

麦　克：是的。我只是觉得在这一点上我无能为力。我已经让她失望了，她讨厌我，我也没什么办法。

治疗师：所以循环升级的方式是开始于一方的图式被触发了，在这个例子中，当米歇尔看到碗没有洗，她的剥夺图式就被触发了，然后她感到自己的情感需求被剥夺，随后她使用批评、要求和指责的方式来回避自己的需求未得到满足的绝望。反过来，这引发了麦克有缺陷、无能为力的感受。当麦克感到无助时，他就逃离了。这又触发了米歇尔孤独和被剥夺的感受，是这样吗？麦克越是逃避，米歇尔就越是感到孤独和被剥夺，米歇尔越是感到被剥夺，她就越是批评和提要求，这就让麦克有缺陷的感觉更加强烈，让他更想退缩？

伴侣双方：是这样的。

治疗师会给伴侣的 SCB 命名，并确认 SCB 引发对方图式和图式痛苦的方式，这样能更简明地解释每位伴侣是如何推动关系陷入恶性循环的。你会注意到，即使循环出现在不同的情景下，同样的图式和 SCB 也往往会反复出现在伴侣的冲突中。这些行为成为治疗的主要焦点和目标，所以要对伴侣的每次冲突进行清楚的概念化，因为关系的问题不在于冲突的内容，而在于伴侣使用的回避策略，也就是说，根源在于伴侣想尽办法逃避不可避免的痛苦。治疗师把关系中的问题概念化为逃避的问题后，伴侣要培养对不可避免的痛苦的接纳态度，并学习用不同的方式应对。

在会谈之外记录 SCB 及其结果

在治疗会谈中确定 SCB 及其结果后，伴侣双方可以在会谈结束之后继续使用"SCB 结果日志"（见附录 D）来记录和监控他们的 SCB 及其结果。在第 2 章中，伴侣已经填写了"图式触发日志"，这是他们确认 SCB 的起点，在此基础上，"SCB 结果日志"是触发日志的进阶版本，因为结果日志能收集到更具体的有关图式想法的数据，特别是回避策略对关系和情感造成的后果。治疗师可以把"SCB 结果日志"作为家庭作业布置给伴侣，并在之后的会谈中进行回顾。

治疗师向伴侣介绍"SCB 结果日志"时，请解释以下内容：

治疗师：当一方的图式被触发时，你们可以选择采用一种新行为或继续使用旧的 SCB。你们的每一种行为都会对自己和关系产生影响。

重点在于，你们要有意识地观察自己的行为造成的结果，评估这种行为对当下情景的影响是好是坏。这份结果日志可以帮助你们继续确认自己最常使用的 SCB，以及 SCB 的短期和长期影响。请把本周出现的任何冲突或触发时刻填到日志中去。

第一步，描述触发你的图式的具体事件。要不带评判地描述触发你的图式的具体行为或事件，比如"贾森说他想结束这段关系"是对实际情况的客观描述，而"贾森威胁我"则是一种主观评判。

第二步，记录你的图式被触发时出现的所有情绪。再次强调，确保你是在描述，而不是主观评判。"我感觉很受伤"是在描述感受，而"我觉得没人关心我"则是一种主观评判。如果你感觉自己不太容易分辨描述和评判，可以参照"关系中需求未得到满足时的感受清单"（见附录 D）。对照清单标记你的情绪，并写下图式被触发时你对自己和伴侣的所有想法。

第三步，记录你的图式被触发时你的具体行为。明确写出你在那时做了什么，这很重要，因为我们的治疗重点就是改变你的行为选择。

最后一步，描述你行为后的结果，你做出这种行为之后发生了什么？你的感受变得更好还是更糟？你感觉更心有所系还是更孤单寂寞？写下你的行为带来的所有结果。

SCB 结果日志

触发因素	感受	对自己的想法	对伴侣的想法	图式	行为	结果

SCB 结果日志示例

触发因素	感受	对自己的想法	对伴侣的想法	图式	行为	结果
麦克一个小时没回我消息	孤独、害怕、生气	我不能指望任何人,我永远是一个人	麦克是个混蛋,他不关心我,他不重视我,我在他心中不重要	情感剥夺和遗弃	我一遍又一遍地给他打电话,发短信。我告诉他我不能指望他,我说他靠不住	他很生气,更加疏远我。他说我总是指责他。我们开始争吵和大骂对方
麦克他说他要迟到了,不能去学校接孩子	愤怒、剥夺、孤独、无助	在这段关系中我是孤独的。所有事情都是由我一个人处理的	我永远不能指望他,他很自私,靠不住	情感剥夺	我去学校接了孩子,也没有跟他说我的感受。我整个晚上都没理他	我感到更加孤独和被人疏远

日志帮助伴侣记录一周中出现的冲突，包括冲突的触发因素、伴侣使用的 SCB 和行为结果。伴侣双方每周都要填写这个表格，并在治疗会谈时进行回顾，直至明确价值。需要 3～4 次会谈明确价值后，就可以改用"周触发因素日志"（见第 4 章）来记录 SCB。

创造性无望

治疗师弄清楚伴侣陷入恶性循环的概念化、SCB 对伴侣和关系的负面影响之后，可以将治疗重点从有用性转向创造性无望。

在 ACT 中，创造性无望是至关重要的一步，它可以帮伴侣认识到使用回避策略来消除痛苦是徒劳的，因为痛苦在生活中，特别在人际关系中是不可避免的。与图式相关的体验，如失望、恐惧、受伤、被拒绝和孤独的感受，是人生的一部分，会在所有的人际关系中反复出现。

伴侣要学习应对图式痛苦的其他方式，创造性无望是第一步。SCB是关系存在问题的根源，会让关系中适应不良的循环持续存在。与图式相关的想法、情绪、身体感觉、记忆和冲动无法控制，对方的图式和行为同样无法控制。我们试图使用一些策略来控制和逃避亲密关系中无法避免和根深蒂固的痛苦，但这些策略最终会推动痛苦的产生和加剧。所以我们试图压抑、麻痹、消除和控制在关系中无法避免的图式痛苦的这些不良策略和尝试，才是我们要解决的问题，而不是（改变图式和图式痛苦的）解决方案。

每当我们试图回避或阻止与图式相关的主要痛苦时，我们的关系就会受到损害。创造性无望提供了另一种应对痛苦的方式。如果我们继续执着于改变那些本就不可控的因素，痛苦就会持续存在并加剧。因此，我们应该把重点放在可控因素上，也就是我们的行为和对待图式痛苦的方式。我们的内心体验不是问题，如何回应体验才是问题。

可以问伴侣以下几个问题，帮助他们过渡到创造性无望阶段：

- 本周这种与你的_____图式有关的感受多久会出现一次？这个月呢？

- 在多少个其他关系中，你也会有这种感受？

- 在一段亲密关系中，你是否有过与图式相关的想法和感受？

- 这种痛苦会在其他关系中出现吗？你在和父母、兄弟姐妹、同事、老板或朋友相处时会有这种感受吗？

- 当你和他人的图式一起被触发时，你的回应方式是一样的吗？你会以类似的方式做出反应吗？在其他关系中的结果是什么？

- 这种体验对你来说有多常见？

- 你有这种体验多久了？

- 与图式相关的想法在你身上存在多久了？你对这种痛苦最早的记忆是什么？

- 这种体验第一次是什么时候出现的？

上述问题能让伴侣认识到这种痛苦由来已久，一直伴随着他们，并在许多不同的情况下都会出现。治疗师要帮伴侣认识到，任何缓解图式痛苦的尝试并不能永久消除痛苦，事实上，越尝试缓解，情况就会变得越糟糕。也就是说，我们越想在短期内摆脱或消除痛苦，长期来看，对我们以及所处关系的伤害就越多。

创造性无望的隐喻

下面的隐喻是在帮伴侣认识到，他们过去使用的策略对减少关系中的痛苦无济于事，而且越逃避，痛苦就越强烈。

虽然创造性无望这个概念一开始看上去有些悲观，让人看不到希望，但实际上是在创造希望。创造性无望的概念鼓励人们不仅要共情、接纳、充满爱意地善待自己的图式痛苦，也要用相同的态度对待伴侣的图式痛苦。下面的例子会告诉你如何与伴侣一起构建这个隐喻。

挠痒痒的隐喻

这个隐喻反映了 SCB 的作用，即暂时缓解痛苦，但最终会加剧长远的痛苦。

示例对话

治疗师：试图用 SCB 来消除和缓解图式痛苦，就好像抓挠身体上接触过毒漆藤的部位。比如说，你的手接触了毒漆藤，染上了皮疹，你感觉非常痒，于是你用另一只手挠痒，这时你可能会感受到片刻的缓解，但挠痒的那只手也染上了皮疹，你用手接触的身体每一个部位也会被感染。你挠得越多，当下感觉越好，但情况就会越糟。你抓得越多，皮疹就扩散越快。

你可以用另一种方式应对毒漆藤带来的痛苦，这种方式同样适用于应对图式痛苦，也就是直面痛苦，留意哪里痒，哪里最疼，正念地观察痛苦的感觉，观察你的想法、情绪和想要挠痒的冲动，但不要冲动行事。你越是用 SCB 摆脱痛苦，你就陷得越深。你越是逃避和挣扎，就越会陷入困境。

如果你停止抵抗和挣扎，会发生什么呢？你是否曾允许自己顺应情绪而不与之对抗？如果你只是观察内心的挣扎和逃避的冲动，会怎么样？如果你放下挣扎，带着好奇、同理和善意的心去观察痛苦，会怎么样？你有没有注意到，这样做之后，痛苦是不是在某个瞬间开始慢慢转变或自行削减？请记住这个瞬间。

天空的隐喻

这是一个以己为景的练习（详见第 10 章），也是创造性无望的一个隐喻。这一练习把与图式相关的想法和情绪比喻成天气，强调图式痛苦短暂和难以避免的本质。我们不能掌控天气情况，更无法控制与图式相关的想法、身体感觉和情绪。

治疗师可以问伴侣：痛苦如影随形，那有没有可能痛苦就是不可避免的呢？就像生活中遇到坏天气一样，人际关系中图式痛苦的出现也不可避免。图式痛苦也像坏天气一样，来无影去无踪。痛苦不会永远存在，但它会随时出现。痛苦会反复出现，因为它会被消极的人际关系事件触发，并带出具体的想法（比如"我总是被剥夺""他不在乎我""我的需求永远得不到满足""我在这段关系中很孤独"）和情绪（比如羞愧、孤独、生气、受伤、失望）。我们每天都会产生不计其数的想法和情绪，因此某种想法和感受不会永远存在，它只是短暂出现，会像天气一样不断变化。为了让伴侣更好地理解想法和情绪的暂时性，治疗师可以使用以下比喻，即"成为天空而不是天气"。

示例对话

治疗师：生活中需要不同的天气。如果每天都是大晴天，每天都能看到一望无际的蓝色天空，我们就不会对阳光明媚的日子感到这么开心，而且需要雨雪的天气来给我们供应水资源。同样，消极情绪在生活中是不可或缺的，它们能在我们偏离了生活轨道、对生活中的某件事不满意，或者忘记了重要事情的时候提醒我们。虽然天气有时多云，有时阴沉，有时飘雪，有时下雨，有时放晴，但天空一直都是那个天空，它永远不会改变，一直都是同一个，用宽广的胸怀拥抱每一次天气变化。

天空不等同于天气，就像你并不等同于你的想法或情绪一样。你会感到孤独，但并不意味着你就是孤独；你会感到内疚，但这并不意味着你做错了事；你会有挫败的感受，但这并不意味着你就是一个失败者。你，就像天空，是所有不同天气的容器。当你的图式被触发时，出现的消极想法和情绪就像可怕的暴风雨，电闪雷鸣，但暴风雨最终会平息，空气还会因此变得清新，什么都不必改变，我们不必采取任何行动来改变天气。天空只是承载着这些风暴，看着它们渐渐消失。

你能仅仅观察天气状况而不试图改变它们吗？你能只观察

身体的感觉，大脑中冒出的想法，以及起起落落的情绪吗？你有时高兴，有时悲伤，有时害怕，当你的体验在当下扩展时，你是否愿意仅仅观察它们？你能否学会只是看着这些体验来了又去，觉知它们并不等同于你和你的关系，只是观察那些痛苦的想法、情绪和冲动，看着它们出现，然后逐渐消失？

婴儿啼哭的隐喻

这种隐喻有助于阐明图式痛苦不可避免的特性，并提出另一种将自己和伴侣的图式痛苦相联系的方式。

当伴侣意识到，为了回避在关系中出现的情感剥夺、孤独、失望、受伤、被拒绝、内疚等痛苦情绪，使用的策略都不起作用时，治疗师就可以建议他们用另一种方式来应对图式痛苦，继而提出以下问题：

- 如果回避图式痛苦无济于事，那么解决方案会不会与此截然不同？会不会是一种你从未尝试过的方法？
- 如果解决方案不是回避痛苦，而是痛苦本身呢？
- 如果解决方案是直面痛苦，让自己充分感受和体会与图式相关的消极情绪呢？

示例对话

治疗师：把你的图式痛苦想象成一个婴儿，婴儿饿了、慌乱、害怕或无助，不知道自己需要什么，也不知道如何满足自己的需求，只会尖叫和大哭。如果你和他在一起，你可能会有想要逃离这些尖叫和哭泣的冲动，想离开这个婴儿或者把他抱远一点。但如果你这么做，他会变得更吵闹和痛苦。相反，如果你把他抱得更近一点，尽管他的哭声变得更响亮，你也会更焦虑，但你可以试着抱紧他，轻轻摇晃，用善意、慈悲和温和的态度对待他。

你听他说话，用轻柔的话语安慰他"没事的""你是不是害怕了""有我在你身边""别难过"。你可能好奇婴儿的痛苦，想知道他是不是饿了或渴了，或者是不是需要换尿布。你需要知道他的尖叫背后是不是需求没有被满足，承认他的痛苦和恐惧。如果你离开婴儿或无视他的尖叫，他可能会哭得更大声，但如果你紧紧抱住他，让他感受到关爱，哭声迟早会停止。

我们的图式痛苦也是如此，就像一个哭泣的婴儿，有时它会被触发，让我们感到受伤、被拒绝或被抛弃。但是如果我们愿意和它在一起，带着爱意和慈悲拥抱它，痛苦就会逐渐消失。相反，如果我们用严厉、不耐烦和不宽容的态度对待它，痛苦就会加剧。

无论你是否有意为之，你和伴侣的图式痛苦都会在你们的关系中反复被触发。你能不能像对待一个哭泣的、匮乏的、无助的婴儿一样对待你和伴侣的图式痛苦？你能不能用耐心、宽容和善意的态度和它在一起？痛苦一定是你的敌人吗？ 或许它是你可以拥有、观察和善待的东西？

创造性无望的目的在于让伴侣意识到痛苦是常态，并且会在关系中反复出现。这意味着需要伴侣学习用更具共情的方式对待自己的图式痛苦，并为伴侣的图式痛苦腾出空间。伴侣的图式痛苦并不一定是敌人，不必带有个人偏见，没有人需要为此受到指责，也不需要修正或改变痛苦。伴侣双方可以在图式痛苦出现时学着接纳它，在关系中为它腾出空间，并以好奇、接纳和慈悲的态度对待它。

我们能控制什么？

伴侣要意识到控制情绪才是问题所在，即努力控制与图式相关的内在体验，比如情绪、想法、身体感觉和冲动才是问题。我们越不想体验，体验就会越强烈。我们越努力不去想某件事，它就越有可能停留在我们的脑海中。你是否有过不喜欢的歌曲在脑海中挥之不去的经历？你越想摆脱它，它就越在你脑海中回响。但只要你接纳了它的存在，它就会在不知不觉间突然消失。

要让伴侣意识到控制想法和情绪是徒劳的另一种技巧，就是让他们在努力控制内心想法的时候体会自己的感受。治疗师要给他们一个 1～10 之间的数字，接着要求他们说："尽量不要想 1 之后、3 之前的数字，不要让这个数字出现在你的脑海中。尽力不去想 1 和 3 之间的数字。"停顿几秒钟之后，治疗师可以问："你知道我指的是哪个数字吗？通过刚刚的尝试，你会发现努力控制图式只会让它变得更强大和强烈。试图控制与图式有关的想法、感受和记忆，也只会让它们更强大。同样地，试图控制伴侣的行为，来避免自己的图式被触发，这样的方式并不能阻止你的图式痛苦，反而会损害你们的关系。如果控制不起作用，你还有其他选择吗？什么是可控制的？做些什么可以让事情变得更好呢？"

提醒伴侣什么是不可控的，什么是可控的：

不可控的

- 关系痛苦普遍性：所有的关系都伴随着一些痛苦，比如匮乏、拒绝、孤独、无助、失望、受伤、不安全感等。
- 图式激活：触发情境会激活与图式相关的想法、情绪、身体感觉和冲动，我们会把自己的图式带到所处关系中，包括亲密关系。
- 伴侣的图式、行为和反应。

可控的

- 我们的行为。
- 我们的价值。

我们的选择是什么？

内心想法不可控，而努力改变不可控的东西只会让我们陷入困境。那我们还有什么能选择的呢？当我们对关系的某一方面或整个关系不满意时，我们有以下几种选择：

1. 我们可以改变破坏关系的行为。可以提出请求而不是要求，增加对伴侣的欣赏和关爱的同时减少伤害行为，和／或通过设定限制和界限来维护自己。

2. 接纳伴侣如其所是的样子或行为。放下挣扎，接纳自己、伴侣、某个行为或整段关系，而不强求改变。

3. 如果接纳不了关系，可以选择离开。

4. 可以继续挣扎。我们继续以同样的方式回应，采取同样的行为，控制和改变伴侣而不是自己的行为，继续在关系中感到不快乐。

我们的目标是用符合伴侣关系价值的行为取代不适宜的行为，价值行为是我们自愿控制的。只有这样才能为伴侣带来心灵上的疗愈，学习新的、更有效的方式来满足彼此的需求。尽管图式客观存在，但 ACT 的重点不是克服图式痛苦，而是用价值行动取代旧行为。

下一章将介绍如何澄清伴侣的价值，伴侣图式被触发时如何选择具体的、可行的、基于价值的回应。伴侣双方要基于他们的价值，想成为什么样的伴侣来明确具体的行为。治疗师要帮助伴侣追踪和检测这些新行为的结果。

第4章
澄清伴侣的价值

***

在伴侣双方能明确识别触发因素、SCB 以及与图式相关的想法、情绪和冲动之后，治疗的重点就可以转向练习基于价值的新的人际行为。

ACT 借助价值来帮助伴侣确定可以取代 SCB 的行为，特别替代图式被触发时出现的 SCB。首先，要澄清伴侣的核心关系价值，然后再将抽象的概念转化为符合价值的具体行为（又称价值行动）。过程中要时刻注意区分新的价值行动和旧的 SCB。

这个过程可以分为 3 个步骤：首先，伴侣要理解什么是价值，什么不是价值；其次，伴侣双方要澄清自己在关系中的价值；最后，伴侣要确定在关系中采取的具体价值行动。伴侣尝试基于价值的新行为时，治疗师需要继续评估这些新行为是否符合他们的价值。针对此过程的每个步骤，本章提供了许多练习和案例。在具体实践中，治疗师应该挑选出对伴侣来说最适合且最有效的练习，无须使用所有练习。

价值的定义：选择有意义的方向

价值反映了我们内心最深处的渴望，我们想要成为什么样的人，我们想要如何与他人互动，我们最在乎什么，以及我们在关系中想要坚持什么。价值能够在关系中指导和激励我们的行动，因为它代表了我们渴望成为的伴侣类型。要探索个人层面上的价值，需要大概解释一般意义上的价值。

示例对话

治疗师：价值决定了你想成为什么样的人和如何行动，也能助你成为自己想成为的伴侣的样子，以及在关系中想要有怎样的表现。确定核心价值之所以重要，是因为它能指导你当下的行动。我们每时每刻都有机会选择自己的行为，这些行为会让我们更靠近自己想成为的伴侣的样子，也可能会让我们更远离自己想要成为的伴侣的样子。

价值就像指南针，能为我们指明方向。但价值和目标有明显的不同，价值指明方向，目标则有目的地。价值不能像目标一样被"实现"，它只是一种生活方式和存在方式。

价值是什么，又不是什么

价值贯穿整个治疗过程，有助于确认可以取代 SCB 的行为，因此治疗师必须理解价值是什么，又不是什么。

- **价值不是目标**。目标是有形的，就像可到达的目的地，目标可能达成也可能达成不了。而价值像一位人生伴侣，它既无形，也不能到达，不存在满足或完成的情况，但价值为我们的前行指明了方向。这意味着，尽管我们可能永远无法成为理想的自己，但我们可以在任何时刻采取行动，离理想的自己更近一点。如果一个人的价值是感恩，他也许不会时刻满怀感恩之心，但总会遇到某些时刻来选择是接近还是远离这个价值。比如他可以为自己设立目标，让自己多说"谢谢你"，以此靠近"感恩"价值。
- **价值是自由选择的**。价值不是建立在我们对自己、他人、世界、人际关系或事物"应该如何"的规则之上的。相反，价值是一种自由选择，代表着我们内心坚守的原则。因为价值是一种选择，它不受社会规范或外部期望的支配，也不需要任何辩护或解释，就像个人的音乐品味或对食物的偏好一样，没有对错之分，由自己决定的，也是为自己决定的，因此它能有效地指导行为。有时伴侣选择自己认为"应该"坚持的规则，或者他们认为伴侣期望他们"应该"拥有的价值，当治疗师发现伴侣是根据规则和"应该"的假设来选择价值时，就要去挑战他们的规则，帮助他们与真正要选择的价值建立连接。你可以用本章的两个练习帮助伴侣建立他们真正的价值，即"克隆人"和"完美伴侣"练习。

- **价值不是情绪或想法**。情绪（比如开心、自信、焦虑）不是价值，它是一种情绪状态，时刻会发生变化。而价值是一种生存方式，不受外部环境的限制和影响。如果伴侣把某种情绪视为价值，如对关系感觉更安全或更信任，你可以问："如果你对这段关系感觉更安全或更信任，你的行为会有什么不同？价值将如何显现？你的伴侣如何知道你在这段关系中更有安全感且更信任他？"这些问题的答案将帮助你澄清伴侣的具体价值行动和潜在价值。

- **价值不是需求或欲望**。我们渴望伴侣身上有什么特质，这不是价值，而是我们在关系中的需求。价值反映了我们渴望自己成为什么样的伴侣，并影响着我们的行为。换句话说，需求反映了我们渴望伴侣成为什么样的人。需求是我们无法控制的，虽然我们可以向伴侣提出请求，但最终还是由伴侣来决定是否愿意满足我们的需求。而价值的控制权一直在我们自己手中。你可以在第 8 章的"潜在的需求和欲望"部分阅读更多关于价值和需求的区别。

- **价值不取决于结果**。价值行动的评估标准是长期的有用性。行为最初的改变可能会引起不适，但价值并不取决于特定的结果。价值是一个过程，只与个人有关，且只服务于个人，能帮助个人更靠近理想中的自己。比如伴侣一方的价值是"有主见"，他通过坚定的请求或拒绝来接近价值。虽然结果并不是他想要的，对方也没有满足他的要求，甚至可能因为被拒绝而生气，但他仍然采取行动来靠近自己"有主见"的价值。

- **价值不是缺陷**。价值不是要给我们的弱点或缺陷贴标签，澄清价值也并不是指出伴侣的缺点或者需要改进的地方，而是要明确什么是最重要的。即使我们已经形成了按照某些价值行事的习惯，澄清价值依然非常有益，因为价值能更好地指导我们的行为。具体来说，澄清价值能让我们有意识地关注当下的行为，帮助我们检核行为和价值是否一致，从而更好地指导行为。

- **价值很少存在冲突**。有时价值之间似乎存在冲突或竞争，但实际上有冲突的不是价值，而是价值领域的优先级。领域是生活中可以实现价值的类别，价值领域可以是工作、恋爱、友谊、健康等方面。指导这些领域的价值可能相似，也可能不同。比如伊丽莎白的价值是既想高效率地投入工作，也想多陪伴家人。看起来这两种价值存在冲突，但实际上是工作和家庭这两个不同领域之间的冲突，都在抢夺她的时间。但我们不可能只专注于某一个领域，因此在不同的关系领域对价值进行优先级排序很有必要（参考本章的"价值领域工作表"）。我们在人生的不同时期会优先考虑不同的领域，比如在青春期，我们会优先考虑友谊和恋爱，而随着年龄的增长，又会优先考虑健康和家庭。因此帮助伴侣对不同领域的重要性进行排序，有助于解决看似是价值冲突的问题。

价值不是达到目的的手段，价值本身就是目的。无论在什么情况下，价值都在我们掌控之下，它不是条件，而是选择，在任何时候都能指导我们的行为。

确定伴侣价值

在伴侣理解了价值的概念之后，治疗师可以让他们列出各自的价值。使用下面的练习来帮助伴侣缩小关键原则的选择范围。可以问以下问题：

- 作为伴侣，你想得到什么样的评价？一个率直、懂得感恩、痴情、宽容、接纳、善于表达、有主见的伴侣？
- 你在关系中想要坚持什么？
- 在关系中对你来说什么是重要的？
- 当你的_____图式被触发时，你想成为什么样的伴侣？
- 当你悲伤时，你想成为什么样的伴侣？
- 当你觉得力不从心和/或不安时，你想成为什么样的伴侣？
- 当你生气时，你想成为什么样的伴侣？
- 当你对关系怀疑或纠结时，你想成为什么样的伴侣？

关系价值

以下是关系价值的例子，可用于帮助伴侣明确核心价值。

接纳	全情投入	执着
勇于冒险	善于表达	关注当下
无私	公正	高效
感激	坚强	守时
有主见	灵活	值得信赖
专注	宽容	彬彬有礼
善解人意	直率	浪漫
可亲近	有趣	勇于表达自我
忠实	慷慨	有自知之明

富有共情	温柔	自我慈悲
沉稳	真诚	自律
体贴	感恩	敏感
始终如一	诚实	感性
作出贡献	幽默	性感
好奇	独立	天真率直
果断	兴趣广泛	给予支持
从容不迫	善良	圆滑得体
可靠	关爱	值得信任
有决心	忠诚	善于理解
感同身受	正念	善于体谅
善于鼓励	耐心	脆弱

结婚纪念日

本练习改编自路斯·哈里斯的作品。让伴侣用对方的口吻写婚礼誓言，写下最想听到伴侣对自己，对自己的性格、行为和最优秀品质的评价。注意，这里的结婚誓言不是要写一方对另一方的真正看法，而是本人最想听到的评价。

葬礼

这个练习是海斯、斯特罗瑟和威尔逊（Wilson）设计的。要求伴侣想象自己已经去世了，他们正在参加自己的葬礼。问他们想听到伴侣在葬礼上说什么，希望自己给伴侣留下什么印象，希望家人和朋友如何评价自己和伴侣的关系，如何评价自己和伴侣在关系中的表现。再者，这不是关于在现实中会说什么，而是他们在理想中想听到什么。

与孙辈交谈

请伴侣双方想象一下自己教孙辈如何建立价值关系的情景。让他们从描述自己的关系开始。他们会与孙辈分享什么？他们会怎么对孙辈描述自己和伴侣在这段关系中的立场和形象？

描述一个你欣赏的人

让伴侣想一个自己欣赏的人，以此来探讨理想伴侣的品质和特点。这个人可以是朋友、亲戚或电影中的角色。让他们讨论这个人代表了什么，有什么具体表现？他们欣赏这个人的什么品质、特点或价值？这个人如何与他人沟通？会采用什么样的肢体语言？与伴侣发生冲突时如何表现？图式被触发时的行为如何？当他生气、厌烦、孤独、不信任他人和受伤时会如何表现？

这个练习有助于伴侣双方确定共同的核心价值，然后将其与他们在关系中的具体行为相联系。通常情况下，那些难以确定自己想要成为什么样的伴侣的人，通过描述别人，更容易识别到这些品质。

示例对话

以下对话演示了伴侣确定核心价值的过程：

治疗师：今天我想谈一谈价值。价值代表了你们想成为什么样的伴侣，以及你们在关系中的立场。今天确认的价值将贯穿整个疗程，为我们后续的治疗提供指引。接下来要一起探讨你们的行为是更接近还是更远离我们今天确定的价值，以及你们希望以何种不同的方式呈现。你们对此有什么想法？

劳伦和马克：（点头同意）。

治疗师：想象一下，我们进行时间旅行，去到遥远的未来，你正在观看自己的葬礼。你的伴侣、孩子、孙辈还有你最亲密的朋友都在那里，他们正在聊你与伴侣的关系，以及你们的关系是什么样的。你最想听到的是什么？劳伦，你最想让马克说你是什么样的伴侣，以及在这段关系中你的立场是什么，表现如何？马克，你最想从劳伦那里听到什么？

劳　伦：我想让他说我有爱心、懂得包容、有共情、善良……我不知道还有什么。

治疗师：好的，请想出一个你非常欣赏的人，这个人代表了你想成为的理想伴侣的样子。你想到了吗？这个人具有什么样的品质？她在害怕、被抛弃或孤独的时候是如何表现的？

劳　伦：她有好奇心，善于提问，处事灵活，具有开放的心态，还富有耐心，能清楚地表达她的感受和需求。

治疗师：你有没有与这些价值产生共鸣？灵活性和好奇心对你来说很重要吗？你会坦率地表达自己的感受和需求吗？

劳　伦：是的，我希望能做到这一点，但我在心存疑虑的时候很难做到。

治疗师：也就是说，当你的图式被触发时，你很难想起你的价值。恐惧会让你使用原有的行为反应。

劳　伦：（点头同意）。

治疗师：你呢，马克？你在这段关系中的立场是什么？当你感到身陷其中、力不从心时，你想让自己如何表现？

马　克：我不想退缩，我想留下来听她说话，但当她要求很多时，我很难做到这一点。

治疗师：我知道确实会有困难的时刻，大脑告诉我们做出改变没有意义，这很正常。但你有没有注意到，你的大脑试图劝阻你不要做出改变，让你忽略价值。你能再描述一下你的价值吗？让我们回到葬礼的场景。想象一下，劳伦会认为你是什么样的伴侣，她说的话是你最想听到的吗，那是什么评价？你可以看一下这份价值清单（递给他关系价值清单）。清单上有没有能让你产生共鸣的价值呢？

马　克：说我能主动给予支持，用客观公正的态度看待事情，并且很照顾她的感受。我希望自己主动倾听她、照顾她，同时能照顾好自己，在必要的时候可以提出自己的主张。我希望她说我很可靠、很体贴，有共情，并且非常努力。

治疗师：（对马克）你的一些价值，是给予支持、公正、体贴和富有共情，（对劳伦）你的价值是保有好奇心、灵活处事、善于表达和开放心态，是吗？

劳伦和马克：（点头同意）。

治疗师：现在请你们回想一下这周图式被触发的时刻。观察一下你在图式被触发时的行为，看它是否与你的价值一致，然后图式在下次被触发时，你希望有何不同的行为？

劳伦和马克：好的。

这一对话只是确定伴侣价值的开始。在确定伴侣的一般价值后，下一步是将这些价值转化为符合上述价值的具体行动。

澄清跨关系领域的价值

治疗师通过1~2次会谈，帮助伴侣确定可适用于多个重要关系领域的核心价值和行为。生活中，价值领域指的是生活中的不同领域，如工作、友谊、健康、娱乐等。本书只关注亲密关系这一领域。让伴侣对关系领域每一项的重要性进行评估，然后写下双方评分都较高的领域的核心价值（伴侣不必写下所有领域的价值，他们可以只关注双方都认为最重要的领域）。

最后，让伴侣确定一个具体行动，这一行动要与该领域的价值一致，并且伴侣双方都愿意付诸实践。这个过程能帮助伴侣认识到可以用新的方式连接彼此，在图式被触发时，不必再使用之前的SCB来短暂地逃避痛苦，而是使用以双方真正看重的价值为基础的新的互动方式。下面的工作表可以辅助这个过程（工作表见附录D）。

价值领域工作表

关系领域	重要性（0~10）	价值	价值行动
沟通			
性			
养育			
金钱			
情感			
工作			
冲突			
决策／协商			
友情／亲情			
共享活动			

价值领域工作表示例

关系领域	重要性（0~10）	价值	价值行动
交流	10	善于表达、开放、善良、诚实、灵活、慈悲、合作、有主见	表达欣赏和感激，主动地去倾听伴侣，有自我主张，不想做某事时勇敢说"不"。
性	8	主动、客观、欣赏、有爱意、灵活变通、无私、尊重、有主见、善于鼓励、勇于尝试	以自己喜欢的方式向伴侣表达，主动询问伴侣的感受，以对方喜欢的方式给予回应，讨论想在床上尝试的新动作。
养育	10	公平、善良、有主见、坚定、好奇、慈悲、支持、鼓励、一致	共同为孩子做决定并承担后果，教育孩子时保持一致，有分歧私下讨论，一起讨论孩子上私立和公立学校的利弊。
金钱	8	公平、慷慨、灵活、开放、合作、善于表达、支持、有贡献性	超过 1 000 美元的花费都需要讨论，每月请一次清洁工，讨论银行账户资金结构。

关系领域	重要性 (0~10)	价值	价值行动
情感	10	感性、关爱、温柔、温和、合作、好奇、有主见、善于表达、浪漫	请求伴侣给予拥抱或亲吻，给伴侣按摩，问对方是否想要拥抱。
工作	8	高效、有主见、平衡、执着、一致、果断、公正、灵活、坚定	每天最多工作8小时，只在工作日回邮件。
冲突	10	诚实、开放、公平、体贴、有主见、慈悲、好奇、善解人意、有共情、温柔、善良	当图式被触发时要求暂停，感到生气时说"我感觉很受伤"，在争吵后写下自己的需求和感受。
决策/协商	10	执着、果断、有主见、公平、开放、灵活	检核做出的决定，寻求帮助，一起列出关于学校的优缺点，为庆祝周年纪念日进行头脑风暴。
友情/亲情	9	体贴、合作、耐心、自信、支持	每月和汤姆、玛丽聚会一次，每月探访祖父母一次。
共享活动	8	有趣、幽默、主动、开放、合作、体贴	每周一起散一次步、健身一次，每月看场电影。

伴侣填好工作表，治疗师与他们讨论并确定本周要重点关注的价值。

下一步是确定伴侣以价值为导向的承诺行动。在帮助伴侣采取承诺行动时，治疗师的说明要尽可能精确他们具体的行为是什么，这一行为与哪种价值相关联，什么时候采取行动。例如，麦克想在一周内专注于沟通领域，他可以在周四晚上和阿曼达一起进行15分钟的反思性倾听，努力让自己成为一位支持性的伴侣。

确认价值行动

确认价值行动需要两个步骤：第一，将几种价值合并到一个行为中；第二，明确替代SCB的行为。价值行动是具体的行为和步骤，通过这些行为和步骤，伴侣能够更靠近他们选择的价值。确认的过程需要注意两点：第一，要精确地说明价值行动具体适用的情境；第二，在特定图式被触发时，对最重要的价值进行优先级排序。

让我们继续看劳伦和马克这对伴侣的例子，看看劳伦确定了什么行动。

感激：每次麦克做晚饭时我都对他说"谢谢"；每天发自内心地赞美别人。

有主见：对别人提出的任何要求，要有说"让我考虑一下"或者"不"的勇气；可以主动请求帮助，或表达自己的不舒服。

表现脆弱：分享恐惧，表达自己的情感，或寻求帮助。

下面的工作表能帮助伴侣明确他们将践行哪些价值行动，何时行动，以及可能出现什么样的潜在阻碍。

价值行动工作表

价值	重要性（1～10）	基于价值的行为	阻碍行动的想法（故事、期望、预测）	阻碍行动的感受（羞愧、内疚、恐惧、无助）	我什么时候实践这个新行为？	面对这些阻碍，我是否仍然愿意朝着自己的价值前进？

价值行动工作表示例

价值	重要性 (1~10)	基于价值的行为	阻碍行动的想法（故事、期望、预测）	阻碍行动的感受（羞愧、内疚、恐惧、无助）	我什么时候实践这个新行为？	面对这些阻碍，我是否仍然愿意朝着自己的价值前进？
好奇	9	问开放式的问题，倾听	他在撒谎。我会被欺骗。我不能信任他。	害怕、愤怒、怀疑、焦虑	当我失望、怀疑或有退缩的冲动时	是
坚定	9	说不	我很自私。我不想要求太多。他会失望的。	内疚、害怕、责任感	当我对某件事犹豫不决时，当我有不舒服或被迫的感觉时	是
脆弱	8	表达情绪，发出请求	我会很失望。他不会坚持到底。我会被开除。	害怕、自责、焦虑	当我感觉受伤、孤独、需要支持时，当我觉得麦克不理解我时	是
独立	8	健身，和朋友相处一晚	他在做什么？他在和别人调情吗？我不能相信他。	害怕、不好的预感、怀疑、孤独、渴望	每周四一次，当我内疚的时候	是

下面的练习有助于伴侣确认希望关系中增加和减少的具体行为，把抽象的价值转化为可替代 SCB 的具体行动。

完美伴侣练习

这个练习改编自路斯·哈里斯的著作《爱的陷阱》，能帮助伴侣双方理解价值和行动之间的关系。

首先，让伴侣双方列出希望对方做出的所有改变。你可以说："写下伴侣让你心烦的所有行为，至少写出 10 条你希望伴侣改变的具体行为。你希望对方少做什么，多做什么？"

伴侣双方列出清单后，告诉他们如果发生了一个奇迹，伴侣已经做出了自己希望的所有改变，清单上所有的让人心烦的行为都不会再发生了。你可以说："现在你身边的人是你的完美伴侣，能够满足你所有的需求和期待，他从不批评你，从不迟到，始终如一，善于倾听，善于表达，并且包含爱意。现在，把纸翻到背面，写下伴侣改变之后，你会有哪些不同的行为。如果伴侣不再有之前纸上的负性行为，你在这段关系中会如何表现？尽可能多地写下你在伴侣改变之后会采取的具体行为。"

如果伴侣写下诸如"我感到更快乐、更平静或更安全"这样的感受，你可以问他们："如果在这段关系中你感到更快乐、更平静，你的行为会有什么不同？伴侣怎么知道你感到更快乐、更平静呢？你的哪些行为会改变？伴侣会注意到什么？如果有一台摄像机对着你，但它只能收录画面，没有声音，伴侣会如何注意到你的不同行为？"

与伴侣继续讨论，询问伴侣，他们会采取的不同行为是否与价值有关。让他们写下与这些行为相关的具体价值。

询问每位伴侣，他／她想成为的伴侣和他／她目前在这段关系中表现出的形象之间是否有差距。

这个练习能让伴侣双方意识到，不管对方的表现如何，自己都可以选择与价值一致的行为，自己的行为和价值并不取决于对方的行为和价值。

现有的状态（如个人的想法、感受、身体感觉，甚至自己的伴侣）不需要做出任何改变，都可以开始改变自己在关系中的行为，采用新的行为方式，向价值靠近。

翻卡牌练习

首先，让伴侣双方写下与自己图式有关的负性想法和情绪，然后写下有关自己、伴侣和所处关系的负性想法和情绪。如果伴侣感觉有些困难，可以让他们参考自己的图式触发日志，使用日志中记录的想法和情绪，或者让他们回顾一次最近发生的冲突，回想在冲突中出现的想法和情绪。

然后让伴侣把卡牌翻到背面，写下具体有哪些行为是他们想做的，却被这些负性想法和情绪阻碍了。你可以问："在这一周，有哪些你在关系中想要做的重要事情被这些负性想法或情绪阻碍了？这个月呢？这一年呢？这种＿＿＿＿＿＿感觉是否曾经阻碍过你在关系中做一些重要的事情？这个＿＿＿＿＿＿想法是否曾经阻碍过你采取与价值相关的重要行为？"

帮助伴侣双方将这些被阻止的行为与各自在这段关系中的具体价值联系起来，并写下这些价值。这样做的目的是让伴侣认识到，痛苦和价值是一体两面的，你在逃避负面体验的同时把价值推得更远。然后请伴侣把卡片上写着负性想法和情绪的一面靠近自己的脸，问他们："当这类体验出现时，你通常会做什么？你是如何应对这类体验的？"

帮助伴侣确认他们之前为了逃避和摆脱与图式有关的负性想法和情绪而采取的SCB。每确认一种应对行为，就让他们把卡牌移远一些，来演示他们是如何努力摆脱负面体验的。当卡牌离他们的脸越来越远时，让他们意识到卡牌背面的价值也离自己越来越远。这个练习提示伴侣，他们越是用SCB来摆脱负面体验，他们就离自己的价值和想成为的伴侣样子越远。

按照上面的方法，进一步探索基于价值而非图式驱动的行为，治疗师可以向伴侣提出以下问题：

- 在靠近这些负性想法和情绪的前提下，你是否依然愿意采取那些你写在卡牌背面的重要行为？
- 为了靠近卡牌背面的价值，你是否愿意带着爱意和好奇的态度，靠近图式痛苦？
- 在你对伴侣和自己有负面期待时，你是否愿意依然朝着价值行动的方向前进？
- 是否有这种可能：你只靠近价值，而不靠近卡牌背面的负性想法和情绪？

如果伴侣愿意让痛苦靠近自己，以便靠近自己的价值，治疗师可以让他们真正地把卡牌靠近自己的脸，让他们轻轻地拿着这张卡牌，看着它，带着好奇心和共情去看卡牌上的想法和感受，并产生是什么样的感觉。

克隆人练习

此练习能帮助伴侣与他们选择的价值建立联系。治疗师可以让伴侣创设如下场景：现在有一个你的克隆人，或者一个机器人，和你长得一模一样，且处于你的理想状态。你能做到的事情克隆人都能做到，并且它能做得更好，它可以出色地完成你所有的任务，在参与的所有活动中有卓越的表现。然后提出下面的问题：在你的亲密关系中，有哪些部分你想自己做？有哪些事情是你喜欢的，不想让克隆人替你做？有哪些事情是你希望克隆人替你做的？又有哪些事情是你恐惧或想回避的，但你依然想自己做，而不是让克隆人代替的？

利用触发因素日志确认价值行动

根据下面的日志，探讨一周内图式被触发后伴侣的行为。接下来，观察并讨论这些行为的结果。探究每个事件中伴侣的行为与价值的一致程度，并确定基于价值的且伴侣双方都愿意付诸实践的替代行为（注意，如果某个事件中伴侣应对触发因素的方式符合其价值的要求，则无须为该事件确认基于价值的替代行为和选择时刻）。选择时刻就是受图式驱动的想法和感受出现的时刻，治疗师要重点强调这一时刻，因为这就是伴侣将来选择改变行为的时机。

周触发因素日志

触发因素	想法 （阻碍行动的想法、故事、期望、预测等）	情绪 （阻碍行动的感受，如羞愧、害怕、内疚）	行为 （你做了什么？）	价值 （这个行为与什么价值有关？你的行为是否符合价值？）	价值行动 （你想采取怎样不同的行为？）	选择时刻 （你在什么时刻可以选择做出不同的行为？）

周触发因素日志示例

触发因素	想法 （阻碍行动的想法、故事、期望、预测等）	情绪 （阻碍行动的感受，如羞愧、害怕、内疚）	行为 （你做了什么？）	价值 （这个行为与什么价值有关？你的行为是否符合价值？）	价值行动 （你想采取怎样不同的行为？）	选择时刻 （你在什么时刻可以选择做出不同的行为？）
比尔的妈妈没有就告知给我们的新家买了个沙发	比尔与他妈妈没有界限。他不尊重我；他妈妈一直打扰我们的生活，比尔却总是站在她那边	愤怒 失望 无助 自责 害怕	指责比尔；很生气；要求比尔对他妈妈提出抗议	灵活 好奇 共情 有主见 不符合	向比尔表达我的感受和需要；一起协商与他妈妈相处的界限	下次我不同意比尔的决定时；当比尔的妈妈为我们做决定的时候；当我感到无助的时候
比尔与我们一个共同的朋友进行了我们的争吵	他没有分寸；朋友会评判我们；他不尊重我	尴尬 羞愧 愤怒 无助	对他大喊大叫；指责他；威胁他	慈悲 有主见 公平 灵活 不符合	与他谈论并试着理解他的需求；表达我的感受和需求；协商解决	我和比尔意见不合时；我感到愤怒或无助时
比尔为了帮他妈妈，取消了我们的计划	他从不把我放在第一位；我不重要；我感觉很孤独	震怒 愤怒 孤独 失望	对他表达了我的失望和受伤；对他的感受表示理解	有主见 公平 灵活 符合		

澄清基于价值的替代行为

现在，伴侣双方都明确了自己在关系中的价值，能够确认新的价值行动，并觉察自己可以选择按照价值行事的时刻。如果伴侣双方由于缺乏技巧而难以用符合价值的方式表达自己，治疗师可以教给伴侣第 8 章中提到的技巧，帮助他们有效地沟通。

下面是劳伦与马克这对伴侣后续的对话。他们通过之前的对话已经确认了自己在关系中的价值，下面的对话是在他们掌握基本沟通技巧的前提下展开的。

示例对话

治疗师：这周你们有没有遇到什么触发因素或冲突，想在今天的会谈中讨论？

劳　伦：周四晚上马克和他的朋友出去，告诉我他晚上 10 点回来，但他 11:15 才到家，这让我非常愤怒。

治疗师：你产生了什么图式情绪？

劳　伦：我产生了非常孤独的感觉，感觉没有人可以依靠。

治疗师：你是在什么时候注意到自己的情绪被触发的？

劳　伦：我是在晚上 9:45 左右注意到的，那时我已经开始焦虑，感觉他不会准时到家。我有很多可怕的想法，比如我对他不重要，他又迟到了，我不能指望他，在这段关系中我很孤独。

治疗师：在你意识到自己情绪被触发的时刻，你做了什么？

劳　伦：我给他打了电话，还发了短信。我联系了他好几次，但都没有收到回复，这让我更失望了。

治疗师：（问马克）你当时在做什么？

马　克：我回复了她第一条短信，告诉她我可能要晚一点到家。然后她就开始指责我，说我从不陪在她身边，不可靠，所以我很生气。而后她一遍又一遍地发短信问我什么时候回家，我和谁在一起，为什么这些人比她更重要。当时我太生气了，所以直接无视了她的信息。

治疗师：你的什么情绪被触发了？

马　克：我很愤怒、内疚，感觉被困住和窒息。

劳　伦：所以你感觉自己淹没在情绪中，在那个时刻你用直接无视她信息的方式来应对？

马　克：（点头同意）。

治疗师：（转向劳伦）而你在那一刻的应对方式是不停地向他寻求安慰，是这样吗？

马克和劳伦：是的。

治疗师：你们是否愿意倒带，再回到那个时刻，澄清价值，思考用什么行为来应对？

马克和劳伦：我愿意。

治疗师：马克，你是什么时候发现自己可能要晚回家的？当时发生了什么？

马　克：我当时正在和同事做一个项目，我在晚上 8 点左右意识到工作要花的时间很可能比我预估的多。一想到劳伦的反应，我就开始感到内疚和焦虑。

治疗师：如果你能接受内疚和焦虑的存在，与这些感受共存但不让它们支配你的行为，你想践行什么价值呢？当你想到劳伦的反应，感到内疚和焦虑时，你想做什么？

马　克：我希望能做到体贴和诚实，也想为自己挺身而出。

治疗师：在那一刻，你具体会怎么做？

马　克：我一意识到我可能会晚回家就给她打电话，向她解释电脑出了点问题，可能要花更多时间。

治疗师：在这种情况下，你会做什么，来为自己挺身而出？

马　克：我会解释这个项目对我很重要，来维护自己的主张，我会问她是否能让我多待一个小时完成工作。

治疗师：劳伦，如果马克打电话向你解释这件事，你会做何反应？

劳　伦：他晚回家只会让我生气。他从不优先考虑我。

治疗师：我可以想象，当你进入那种状态时，你会感觉非常艰难，与马克一样选择其他的行动一样艰难。这些不好的感受会非常强烈，它们似乎具有自己的生命力……我知道坦然接受这些感受的同时选择不同的应对方式对你来说很有挑战性，但这个过程是必经之路，如果你让自己的需求在关系中被满足……如果不考虑愤怒和孤独的感受，你想怎么做？当这种感受出现时，你想成为什么样的伴侣？

劳　伦：我希望自己能听他把话说完，不过度反应，但我也想坚定地表达自己的想法，我不希望他觉得无视我和迟到是无关紧要的。

马　克：我很少迟到，而且当时我正在干正事。你的控制欲太强，我无法忍受。这就是为什么我觉得最好不要理睬你，因为和你没有商量的余地。

治疗师：现在是什么感受被触发了？

马　克：我又成了坏人，什么都是我的错，我感觉很糟糕。我现在处于双输的境地。

治疗师：你觉得被困住了吗？或者感到无助？

马　克：是的，我感觉很内疚，好像我总是做错事。

治疗师：当你觉得自己做任何事情都是错的时候，你很难意识到自己想要做什么，恐惧的感受太过强烈，让人不知所措。

马　克：（点头同意）。

治疗师：让我们试着在负性情绪非常剧烈的情况下，听从价值的指引。此时此刻，你的立场是什么？让我们回顾一下你刚刚说过的价值：体贴、诚实、有主见和好奇。现在你觉得做什么能让你更接近这些价值呢？

马　克：劳伦，我知道计划改变让你很难过，觉得不安、孤独，但这件事情对我来说很重要，我希望你可以学会变通，灵活处事，这只是特殊情况，你能理解我吗？

劳　伦：我知道这个项目对你来说很重要，我理解这一点。但我联系你却没有收到回复时，我真的感觉很受伤，我很害怕，感觉非常困惑和愤怒。我希望你言行一致，给我更多回应。

马　克：我当时想跟你讨论和协商来着，但我很内疚、感觉受到攻击的时候，很难做到这一点。

劳　伦：我愿意和你协商，我也理解在某些情况下你需要改变计划。那你以后愿意跟我好好沟通吗？如果你觉得要迟到了，就提前告诉我，然后给我一个明确的到家时间。

马　克：我愿意这样做。我也不想忽视你，我想对你诚实，始终如一。

治疗师：劳伦，下次你的遗弃图式被触发时，你愿意在体验那种孤独和恐惧感受的同时，试着迈出一步，向你的价值，也就是好奇和灵活处事靠近吗？

劳　伦：我愿意尝试。当我体验这样的感觉时，我希望自己能保持好奇，更加灵活地处理事情。当时在气头上，我很难理解他人，我没意识到他已经尽力做到最好了，所以才开始感到害怕，产生怀疑。

治疗师：下次当你感到怀疑和孤独，感觉马克很自私、很坏的时候，你具体会做什么呢？

劳　伦：下次我开始怀疑马克，忍不住想说他自私的时候，我会问他问题，试着理解他那边到底发生了什么事。

治疗师：你呢，马克？当你有想回避、逃离劳伦的冲动时，你会怎么做？在这些时刻，你能做些什么来让自己更接近价值，即始终如一、体贴和有主见呢？

马　克：下次，当我有想要无视劳伦的电话或短信的冲动时，我会让她知道我已经开始感到内疚和不知所措了，我会试着与她协商。

　　治疗师通过讨论伴侣最近发生的冲突来帮助他们澄清触发因素和替代的行为，并识别采取价值行动的选择时刻。治疗师要向伴侣说明他们在未来付诸实践的具体行为，以及将行为付诸实践的时刻。

价值和图式痛苦

痛苦能反映我们把什么视为价值，而价值会提示我们为什么会产生痛苦。例如，考前焦虑是一种情绪提示，表明考试对我们很重要；愤怒则表明他人的行为越界了。图式的功能与此类似，具有社会孤立 / 疏离图式的人会看重集体和友谊，具有自我牺牲 / 屈从图式的人则认为公平和体贴很重要，具有遗弃 / 不稳定图式的人会看重一致性、连接和可靠。因此，基于价值的行动会与 SCB 产生对应关系。

观察痛苦能帮助人们了解什么对自己最重要和有意义。在伴侣识别出与特定图式有关的想法和情绪后，治疗师可以提出以下问题，帮助他们理解痛苦的意义和隐藏在痛苦背后的价值：

- 这种痛苦是在提示你什么重要的事情吗？
- 这些想法和感受是否曾经阻碍你做一些重要的事情？它们阻碍你在关系中做什么？
- 如果与你的_____图式有关的想法和感受都消失了，你不会再有这些体验，那你会失去什么？会不会丢失一些重要的东西？

例如，你可以说："如果与你的牺牲图式相关的内疚感消失了，你不再感到内疚，这将如何影响你的关系？内疚感想告诉你什么对你最重要，在关系中什么对你很重要？这种体验是否在提醒你一些你看重的东西？"治疗师要帮助伴侣意识到内疚感是有意义的，它能帮助伴侣双方感受对方的想法，鼓励他们积极合作和公平处事，阻止他们伤害他人或采取不道德的行动。

所有的情绪都很重要，它们都有各自的功能。羞耻能提醒我们看重集体和归属感，愤怒表明他人的行为越界了，而焦虑则会预示非常重要的事情出现。对痛苦感到好奇可以帮助我们弄明白什么对我们来说是真正重要的事情。

然而，人们通常会将 SCB 误认为价值，甚至会混淆价值，误将促使其采用回避策略的想法视为价值。换句话说，有些貌似是基于价值的行动实际是伪装了的 SCB。例如，一个有遗弃图式的人可能会通过退让、迁就和屈服来应对被遗弃的恐惧，他可能会把"接受"作为价值。在这种情况下，这种价值可能促使他容忍和"接受"伴侣所有的伤害性行为，以逃避被抛弃的体验。因此生搬硬套地利用"价值"，实际上会促使回避图式行为的产生。在这个例子中，"接受"成了避免被抛弃的手段。

区分是价值行动还是原有 SCB 的替代版本至关重要。治疗师要定期检查已确认行为的实际效果，帮助伴侣澄清和区分哪些行为是价值行动，哪些行为只是回避痛苦的伪装策略。

治疗师可以这样检核行为，询问伴侣这种行为是新的还是旧的，该行为产生的结果是让他们远离痛苦还是更接近价值。这些问题不仅揭示了所选价值背后的基本原理，也是一种内省的实践练习。问题的关键在于要帮助伴侣学会区分是基于自由选择的价值，还是基于规则、责任或回避恐惧选择的"价值"。

评估行为与价值的一致程度

以下 3 个工作表能帮助伴侣记录行为与价值的一致程度，监测一周内的治疗进展，以及自己和 / 或伴侣与价值一致的行为的增加情况（工作表见附录 D）。

第一个工作表是"周监测价值"，可以大概地检测与价值一致的行为。让伴侣对每个价值的重要性进行打分，然后对自己和伴侣的行为与价值的一致程度进行评价，评分区间为 0～100%，0 表示完全不一致，100% 表示完全一致。在关系中犹豫不决的伴侣很适合用这个工作表。

在关系中犹豫不决的伴侣无法全情投入关系，他们在这段关系中总是若即若离，这就造成了一种僵局，没有人愿意成为第一个改变行为的人，所以他们一直进退维谷。下面的工作表能让这样的伴侣认识到不做出改变，不采用新行为的代价。正是因为他们不与自己的价值保持一致，不努力靠近自己想成为的伴侣的样子，所以他们才很难决定是维持还是离开这段关系。他们甚至不能确定这段关系是否还有继续的必要。

鼓励伴侣只专注于自己行为的改变，对对方是否会改变保持正念和好奇。如果伴侣双方继续使用原有的行为，不做出任何改变，他们的关系将继续陷入困境。

周监测价值

回想过去的一周，你的行为与价值有多一致？伴侣的行为与价值有多一致？首先，写下你所有的价值，然后对每个价值的重要性进行打分。接着对行为和价值的一致程度进行评分，评分区间为0～100%，100%表示你所有的行为都符合这个价值，0表示你所有的行为都不符合这个价值。再对伴侣行为与价值的一致程度进行评分。

周监测价值示例

关系价值	重要性 （1～10）	我的行为与价值的 一致程度 （0～100%）	伴侣的行为与价值的 一致程度 （0～100%）
善良	9	60%	45%
慈悲	10	65%	40%
有主见	10	30%	80%
好奇	10	40%	40%
接纳	10	35%	30%
合作	9	70%	40%
灵活	9	50%	20%
公平	10	60%	45%
表达	9	25%	45%
诚实	10	75%	45%
开放	10	60%	70%
感恩	10	20%	30%

接下来的两个工作表也能监测伴侣一周内行为与价值的一致程度、记

录治疗进展和伴侣双方采取的与价值一致或不一致的具体行为。当监测出与价值不一致的行为时，治疗师要帮助伴侣确定他们想要实践的替代行为。

在填写工作表的同时，让伴侣反思一下这一周的行为。他们采取的行为哪些符合自己的价值，哪些不符合？

伴侣要在第一列写下他们的价值，在第二列写下符合价值的具体行为，在第三列写下伴侣对自己价值行动的回应。在第四列写下不符合价值的行为，在第五列写下伴侣的回应。在最后一列，伴侣需要对自己这一周行为与价值的一致程度进行评分，评分区间为0～100%，100%表示所有行为都与该价值一致，0表示所有行为都不与该价值一致。

监测个人行为与价值一致程度的工作表

回想过去的一周，你的行为与价值有多一致？首先，写下你的每个价值，然后写下这一周你符合价值的行为，以及伴侣对行为的回应。再写下你与价值不一致的行为，以及伴侣的回应。最后，给这一周的行为与价值的一致程度评分（0～100%）。

关系价值	与价值一致的行为	结果（伴侣是如何回应的？）	与价值不一致的行为	结果（伴侣是如何回应的？）	本周行为与价值的一致程度（0～100%）

下面这份监测伴侣行为与价值一致程度的工作表与上面的工作表类似，但是要注意填写的是伴侣的行为。填表人需要写下伴侣与价值一致的行为和自己的回应，以及伴侣与价值不一致的行为和自己的回应。最后，给伴侣在这一周的行为与价值的一致程度进行评分，评分区间为0~100%。

监测伴侣行为与价值一致程度的工作表

回想过去的一周，伴侣的行为与你的价值有多一致？先写下你的价值，再写下伴侣这周符合这些价值的行为以及你的回应，然后写下伴侣不符合这些价值的行为以及你的回应。最后，给伴侣在这一周的行为与价值的一致程度进行评分，评分区间为0~100%。

关系价值	与价值一致的行为	结果（你是如何回应的？）	伴侣与价值不一致的行为	结果（你是如何回应的？）	本周伴侣行为与价值的一致程度（0~100%）

这两份工作表能提醒填表人时刻关注自己的行为与价值的一致程度，鼓励他们在一周内有意识地采取与价值一致的行为，观察伴侣做出价值行动的时刻，给予相应的反馈。

总而言之，澄清价值是治疗中最关键的部分，因为价值能为伴侣双方的行为改变提供指导。澄清价值有两个步骤，即首先确定不同关系领域的价值，然后将价值转换为替代 SCB 的具体行为。接下来的治疗内容包括继续评估行为与价值的一致程度，以及处理一周内出现的阻碍价值行动的想法和感受。

第 5 章
识别选择时刻、确认价值行动的障碍

***

伴侣明确了自己的价值之后，需要学习具体的策略来应对可能出现的障碍，因为朝着符合价值的方向前进，会让人产生与图式相关的强烈与不舒服的想法和情绪。只要伴侣尝试采取基于价值的新行为，过往经历、消极预测和强烈情绪就会随之出现，阻止其采取更适应当下情况的反应。采取价值行动必然会遇到障碍，这是因为采取价值行动时往往会激活情绪痛苦，让伴侣在关系中对自己和他人产生负性想法，以及可能缺乏采取价值行动的必要技能。

现在治疗师已经确定了伴侣双方的价值，接下来治疗过程的重点包括让伴侣能够识别价值行动的选择时刻，记住基于价值的行为是什么样子的，以及应对朝着价值方向前进时出现的障碍。

通往价值的路必然障碍重重，但伴侣如果不面对路上的障碍，就无法接近自己想要成为的伴侣。他们必须识别这些阻碍，即可能会产生的痛苦体验，并学会以不同的方式与它们相处，这样就不会被恐惧和回避支配。

> 在刺激和反应之间有一个空间，在这个空间里，我们有能力选择自己的反应。而我们的反应体现了自身的成长和自由。
>
> —— 维克多·弗兰克

本章会简要介绍 3 种障碍类型，并利用这些障碍来确定在回避和价值行动之间的选择时刻。接下来的 3 章会详细介绍这 3 种障碍，并提供应对障碍的方法。

识别选择时刻

图式一旦被触发，就会自动化和条件性反射地产生故事、回忆、情绪、身体感觉和冲动，促使伴侣采取旧的 SCB，即进行经验性回避。但在图式被触发的冲突情景中，存在着一些选择时刻，在这些时刻，伴侣有机会选择采取不同的行为反应，即采取价值行动。

治疗的重点是培育正念，让伴侣能够留意想法、情绪、身体感觉和冲动，在图式被触发之后尽快识别出选择时刻。留意冲动并与之共存，能让伴侣的应对方式更灵活，这样才有机会选择并采取价值行动。

治疗师要帮助伴侣找到识别图式触发时刻以及选择时刻的线索。可以和伴侣探讨他们的图式触发的时刻是如何出现的，出现的形式是想法、身体感觉、情绪还是画面？出现的时间是否在其应对行为之后？

识别选择时刻的步骤：

1. 确认和预测触发因素（已在第 3 章中讨论）。
2. 确认和预测障碍。这些障碍包括会让伴侣陷入原有应对行为中的图式想法、情绪和身体感觉。预测这些障碍将继续出现，并确定替代的应对行为是关键（将在第 6 章和第 7 章中进一步讨论）。
3. 在治疗会谈期间和之外都要留意触发因素（已在第 3 章中讨论）。
4. 在治疗会谈期间和之外进行对障碍的正念训练（将在第 6 章和第 7 章中进一步讨论）。
5. 进行对行为结果的正念训练：观察伴侣行为后的反应，对行为的影响和有用性保有好奇心（已在第 3 章中讨论过，将在第 6 章中进一步讨论）。

选择时刻可能会出现在很多瞬间，比如在预想的触发因素出现之前。具体来说，比如一个具有遗弃图式的人，他的伴侣外出工作了，这就是一个选择时刻，他可以在这个时候预测可能会出现的障碍，并做好准备，时刻留意自己的想法和感觉，避免受其影响陷入原有的 SCB。

另一个例子是，一个具有自我牺牲图式的人已经确认图式的触发因素之一是别人向他提要求。在这种情况下，培育对"要求"的正念会有帮助。治疗师可以帮助他识别"要求"并放慢进程，比如和他约定好，每当有人提要求，他可以回答"让我考虑一下"。

让伴侣识别出对方图式的触发时刻，也有助于放慢进程，帮助其留意选择时刻。例如，当治疗对象的图式被触发时，你可以问他们需要什么，以及他们想让伴侣如何帮助自己识别图式触发时刻。例如，你可以说："如果麦克注意到你的剥夺图式被触发了，那时他说什么可以让你想起自己的价值呢？"选择时刻也可以是图式想法和情绪（将在第 6 章和第 7 章中详细讨论）产生的时刻。

选择时刻还可能出现在伴侣使用 SCB 之后，如大吼大叫、攻击或引发对方内疚等，这些 SCB 在 ACT 术语中被称为经验性回避。但当伴侣意识到自己使用了旧的 SCB 之后，仍有机会采取基于价值的行为。

在整个治疗过程中，治疗师帮助伴侣识别选择时刻，以便他们在关系中根据新的意图采取行动。这个过程的步骤是：首先，治疗师鼓励伴侣对触发因素进行正念训练；其次，治疗师确认伴侣在图式被触发时出现的认知和情感障碍，并将其作为践行价值行动的机会。此外，治疗师可以通过探索最近的冲突（以讨论或角色扮演的方式）、捕捉伴侣被触发的时刻，来确定是什么阻碍了价值行动。治疗师可以将图式想法和情绪与伴侣确认的价值相联系，要做到这一点，可以向伴侣提出以下问题：

- 当你愤怒时，你想按什么价值行事？什么触发了你的愤怒情绪？
- 当剥夺图式被触发时，你想按什么价值行事？是什么触发了你的剥夺图式？哪些信号表明你的剥夺图式被触发了？

- 当你觉得麦克不会理解你时，你想做什么？你想用什么行为方式应对？

- 当你有疏远麦克的冲动时，你想做什么？注意一周内这种冲动感觉最强烈的时刻。

- 当你在这段关系中感到矛盾、绝望的时候，你想用什么行为方式应对？当这种体验出现时，你们如何帮助彼此识别呢？

确认障碍

治疗师要与伴侣一起探索是什么在阻碍他们采取价值行动，是什么样的故事、预测或恐惧阻碍了他们按照价值行事，造成行动偏离价值的关键想法或情绪是什么。治疗师可以提出下面的问题来了解这部分内容：

- 是什么与图式相关的想法和故事阻止了你靠近_____价值？
- 是什么情绪阻碍了你采取_____（价值行动）？
- 当你想象自己靠近_____价值（比如表现脆弱、感恩、更有爱心、更有共情等）时，会产生什么预测？你愿意在关系中验证你的想法吗？
- 当你朝价值方向前进时，会出现什么不舒服的感觉？
- 什么价值最难践行？
- 你是否觉得伴侣需要先做出改变，然后你才能向成为理想伴侣的价值方向努力？

3 种常见的障碍类型

阻碍价值行动的障碍一般分为 3 种类型：

认知障碍

在治疗过程中来访者的图式被触发时，与核心信念有关的一些想法会像条件反射一样自动产生。来访者的大脑会变成一台洗脑机器，产生的想法都会阻碍他采取新的行为，以保护他免受图式痛苦。例如，一个具有不信任／虐待图式的人给伴侣打电话，没有得到回复，她的图式很可能会被触发。在那一刻，出现的许多想法都是为了保护她免受对背叛的恐惧。这些想法会催促她寻找她的伴侣、指责伴侣，或从伴侣那里寻求安慰，所有这些都是为了避免在那一刻引发的图式痛苦。然而，不跟随大脑产生的冲动行事，选择基于价值的行动，虽然会带来不确定性和焦虑的感觉，但最终会让她更接近自己心中理想伴侣的形象。

尝试新行为、采取价值行动意味着跳出舒适圈，尝试新事物，这是一种冒险。因此，价值行动势必引发强烈的图式想法。治疗师此刻要帮助伴侣把大脑中纠缠不清的想法用语言表达出来，并让这些想法标记为障碍。在第 6 章，我们会讨论一些常见的阻碍伴侣价值行动的想法，并介绍 13 种关键技术，对这些想法进行解离。

情感障碍

在面对认知障碍的同时，伴侣还需要面对阻碍价值行动的图式情绪。这种情感上的痛苦包括羞耻、无助、孤独和被剥夺的感觉，并会伴随着生理反应。因为基于价值的新行为会带来混乱，让人产生对未知的恐惧，害怕自己被拒绝，害怕产生的图式想法在现实中得到证实，害怕新行为让自己遭受更多的痛苦，所以基于价值的行为会引发图式痛苦。

治疗师要重点帮助伴侣学会观察和描述图式痛苦并且不受其支配。这个过程包括让伴侣为情绪命名、为情绪腾出空间并在情绪的浪潮中泰然处之。伴侣要学着采取接纳、开放、共情的态度面对图式被触发时出现的消极情绪。ACT 为实现这一目标提供了具体的策略，主要包括使用正念来帮助伴侣观察和非评判性地描述痛苦，以及通过想象或回忆最近的冲突来诱发情绪，进行情绪暴露。这些技巧将在第 7 章中详细介绍。

技能障碍

在关系中采取价值行动需要特定的技能，而这些技能往往是伴侣双方缺乏的。伴侣也许能够解离图式想法，并与痛苦的情绪共处，但他们可能不知道如何做出不同的回应。也许他们在技能上存在不足，比如无法坚定且自信地提出自己的主张、不懂得反思性倾听或非暴力沟通。他们可能不知道什么是有效的替代行为。因此技能上的欠缺也是有效价值行动的障碍。与伴侣相关技能的训练将在第 8 章中介绍。

预测障碍

当伴侣尝试新的价值行动时，让他们预测可能出现的具体障碍是关键的干预措施。伴侣不应该对可能出现的障碍毫无心理准备或预期。具体来说，明确地命名和预测那些会作为障碍的想法和感受，有助于伴侣识别选择时刻，为可能的反应做好准备，增加伴侣对障碍"照单全收"、勇敢面对的可能性，并为伴侣双方决定回避还是面对痛苦留出选择空间。

会谈之外对障碍进行正念训练

让伴侣继续填写"SCB 结果日志"和"周触发因素日志"，记录和监测一周内出现的触发因素、想法和感受。与伴侣双方一起探索这些日志，找出采取不同行为的选择时刻。每周回顾这些日志，有助于治疗师和伴侣双方确定如何实施价值行动，并鼓励伴侣在会谈期间和之外尽可能多地练习已确认的替代行为。

治疗师鼓励伴侣在下次图式被触发时正念地观察并记录每次事件。然后治疗师可以根据伴侣的日志记录提出以下这类问题：

- 你是怎么意识到自己的图式被触发的？
- 是你身体产生的某种感觉让你意识到图式被触发了吗？
- 是哪种想法让你意识到图式被触发了？
- 是哪种情绪或记忆让你意识到图式被触发了？
- 你是在什么时刻意识到自己的某种图式被触发了？

- 回想一下你意识到自己的图式被触发的那一刻，你想在那一刻做出什么改变？
- 在图式被触发的那一刻，你想按照什么价值行事？

会谈时对障碍进行正念训练

治疗师要留意伴侣双方都视其为障碍的想法和感受，并在治疗过程中命名这些想法和感受。当它们出现时，治疗师要将与其对应的价值相联系，提示伴侣采取价值行动。例如，假设治疗师已经确定了"伴侣永远不会理解我"这一想法被伴侣双方视为提出请求、分享感受或表达需求的障碍，那么治疗师可以提醒伴侣，这个想法出现的时候就是一个选择时刻，可以选择采取其他行为，而不是受冲动支配继续采取 SCB。

总而言之，治疗师首先要倾听那些作为障碍的想法和感受，然后提醒伴侣这里是一个选择时刻，接着帮助伴侣在选择时刻确定他们想要采取行动的意图，将价值与特定图式想法和情绪相联系，并确认代替 SCB 的具体价值行动。

示例对话

阿什莉做手术的那一周，她和丹尼尔共同的一个朋友要举行毕业典礼，他们在商量如何处理这件事。阿什莉要做胆囊切除手术，会请一周的假来恢复和疗养。她希望丹尼尔在恢复期陪着她，而丹尼尔不想错过朋友的毕业典礼。阿什莉的渴求触发了丹尼尔的自我牺牲图式。丹尼尔在图式被触发之后感到害怕和内疚，并用屈服、让步、迁就和退缩的方式回应阿什莉，但这让他感觉很不公平，他对这段关系产生了越来越多的怨恨。丹尼尔的退缩触发了阿什莉的不信任图式，她觉得丹尼尔不把照顾她放在第一位，因此用愤怒、攻击、威胁和指责的方式回应丹尼尔。

治疗师：我们可以先商量一下周六的计划吗？首先明确你们每个人的理

想安排以及最不能接受的安排，然后我们进行头脑风暴，找到一些解决方案，怎么样？

阿什莉：有道理。

丹尼尔：听起来不错。

治疗师：在我们开始协商之前，有一点需要注意，我们要留心图式触发的那一刻。在协商过程中，你们的图式很可能会被触发，你们对此有什么想法？

阿什莉：我觉得我们两个的需求不同，很难协商一致。

治疗师：没事，让我们重点关注过程中出现的选择时刻和触发因素，避免陷入旧有的行为和争吵中。

双　方：好的。

治疗师：阿什莉，你需要注意自己开始感觉孤独，对丹尼尔产生怀疑，或者你想到他不可靠、不关心你的过往经历的时刻。你能做到吗？

阿什莉：这种感觉已经出现了，我担心在自己需要他的时候，他不会照顾我，也不会陪在我身边。

治疗师：那么两位在协商过程中请注意，将会有某一时刻，你们会产生某种体验，这种体验会让你们陷入旧有的行为模式中，如愤怒或攻击。但在这一刻，你们也会有一个选择，是用旧有的、自动性的行为应对，还是保持正念、专注于价值、采取新行为回应。

双　方：好的。

治疗师：阿什莉，请注意生气或开始攻击之前的那一刻，试着注意那时你产生的第一种强烈的想法、身体感觉或感受。

阿什莉：好的。

治疗师：丹尼尔，你的自我牺牲信念和无助感有可能在协商过程中被触发吗？

丹尼尔：很有可能，我已经开始紧张了，因为我知道对我来说理想的安排肯定会让阿什莉生气。

治疗师：这很重要。我很高兴你注意到了这一点。协商过程中，在你们
　　　　描述自己的理想安排时，请注意自己是否产生逃离、屈服、让
　　　　步或逃避的冲动。

丹尼尔：我会留意的。

治疗师：丹尼尔，当你在协商中留意选择时刻时，你想要专注于哪些价
　　　　值，并按照它们行事？

丹尼尔：我想让自己富有共情、有主见和公平。

治疗师：阿什莉，你呢？

阿什莉：我想让自己有共情、灵活和善解人意。

治疗师：好的，那我们开始协商。请把注意力集中在把你拉向回避行为
　　　　的想法或感受中。当回避的冲动出现时，请留意可以选择采取
　　　　不同行为的时刻。我知道这很难，但我们首先要注意并识别出
　　　　选择时刻。

双　　方：（点头同意）。

治疗师：丹尼尔，你最理想的周六安排是怎样的？

丹尼尔：我不知道。我不想让阿什莉一个人待着，但我也希望自己能参
　　　　加毕业典礼。

治疗师：这种情况的确很难处理，你能说一下周六你具体想做什么吗？

丹尼尔：阿什莉是周四做手术，周四和周五我会请假陪她。理想情况下，
　　　　我希望周六能参加一部分的毕业典礼，不用全程参与。我希望
　　　　能待上两三个小时，只要能……

阿什莉：（大叫并打断丹尼尔）你要去3个小时，再加上来回的路程，我
　　　　不能活了……

治疗师：阿什莉，不要着急，请告诉我你现在的感受是什么。

阿什莉：他根本就不关心……

治疗师：你现在的感受是什么？

阿什莉：我很害怕我会一个人待着，而他根本不在乎。

治疗师：对你来说，孤独和情感被剥夺的感觉被触发了，是吗？

阿什莉：是的。

治疗师：当这种体验出现时，你想与丹尼尔如何相处？你想按照什么价值采取行动？

    因为治疗师提前预测了伴侣双方在协商时会出现的认知和情感障碍，并了解了双方想要遵循的价值，所以能快速制止阿什莉的SCB。随后，治疗师就可以识别出图式情绪，然后帮助阿什莉重新连接自己的价值，让她意识到这是一个采取不同应对方式的选择时刻。

    总而言之，尝试新行为、采取价值行动必然会遭遇障碍。提前预测和识别这些障碍能让伴侣做到有备无患。而且随着治疗的深入，障碍将不断出现，应对障碍是一个长期、持续的治疗过程。

    下一章将讨论如何帮助伴侣双方解离那些阻碍价值行动的想法。第7章会讨论处理阻碍价值行动的情感障碍，第8章则介绍伴侣沟通技巧的训练。我们会首先从处理认知障碍开始，因为如果先处理情感障碍，图式想法就会出来干扰伴侣进行情绪体验。治疗师要注意，在治疗实践中，对想法的解离和对情绪的正念通常是同步发生的，因此在实施情绪暴露时，你必然会在两者之间来回切换。

第 6 章
价值行动的认知障碍

***

伴侣要朝着自己的价值前进、改善关系，需要借助一些工具来处理认知障碍。认知障碍指的是促使伴侣采取原有 SCB，阻止其积极采取价值行动的想法。图式想法就是认知障碍的典型例子，因为它们会频繁出现且一触即发。ACT 中的解离能协助伴侣正念地观察图式想法，减少这些想法对问题行为的控制和影响。

解离训练

认知融合是语言与经验融合的过程。图式一旦被触发，与之相关的想法就会自动出现。当我们与想法融合时，我们会认为这些想法就是现实，是绝对真理，而不仅仅是思想的产物。图式想法与核心信念有关，因此它们与其他想法相比，出现频率更高，融合程度更深，对伴侣行为的影响也更大。

认知解离是 ACT 的一个过程，有助于识别想法并与其拉开距离。这个练习的目的是帮助伴侣观察想法产生的过程，但同时与想法保持距离，从而减少想法对行为的影响。卢奥马（Luoma）和海斯认为："与认知保持距离的过程是鼓励来访者意识到自己的想法，将其视为关于世界的假设，而不是客观现实。"

解离的目标是帮助伴侣看到正在进行的思考过程，让他们把想法看成一种体验，而非一种必然事实或真理。ACT 有很多解离技术，旨在改变人与想法的关系，帮助伴侣解离或摆脱想法的束缚，降低想法作为障碍的影响。解离能够有效地把人的意识从心理内容中分离出来，它允许伴侣把想法看作想法，创造一个独立空间，在这个空间里伴侣可以不那么严肃地对待想法，只把想法当作古老学习史。有了这个空间，伴侣才能选择不同的行为，而不是条件反射式地对想法做出反应，把它们当作造成痛苦感受、身体感觉和错误行为的根源。在伴侣的 ACT 治疗中，治疗师可以使用这些技术让伴侣与图式想法拉开距离，让他们从这些想法中解离出来，不受想法的支配，朝着价值的方向行动。

本章提供了各种练习和隐喻，帮助伴侣练习与图式想法分离。这些练习涵盖了认知解离技能的 4 个部分：注意想法、给想法贴标签、与想法拉开距离以及让想法来去自如。

解离是一个立场，治疗师在会谈过程中利用一切机会去发现但不过分关注伴侣的图式想法、故事、辩解、理由、解释和假设。采取解离的立场还意味着帮助伴侣将图式想法视为可探索和测试的假设，而不是控制个人行为的事实。轻轻地握住想法，能让伴侣更关注自己当下行为的结果，而不是关注大脑预测行为产生的后果。治疗师应对图式想法保持好奇，并观察思维的过程和作用。

治疗师也要正念地倾听那些促使伴侣使用原有 SCB 的融合想法。作为障碍的想法出现时，治疗师要给它贴上标签。如果时机合适，可以用本章介绍的解离技术来协助伴侣解离想法。在解离的过程中，这个想法是否属实，是否有理有据，治疗师是否认同，都不重要。治疗师唯一要问的是："这个想法的作用是什么，它如何影响伴侣的行为，是价值行动的障碍还是动力？"当想法成为障碍时，治疗师可以采用以下解离技术来帮伴侣与想法拉开距离。

伴侣的认知解离

图式被触发时，会把大脑变成一台"洗脑机器"，让我们用原有的行为模式保护自己。例如，一个具有遗弃图式的人产生的想法是他将如何被抛弃，这些想法会促使其找到避免被抛弃的方法。在图式被激活的时刻，大多数想法都涉及与图式一致的解释和预测。你如果注意到伴侣的大多数想法都指向同一结论，并且会促使其回避恐惧的情绪体验时，就可以假定伴侣与被激活的图式产生了融合。

伴侣尝试新行为时也是如此。大脑希望行为的结果是可预测、确定的，会极力阻止可能造成的不确定性和恐惧的行为。因此一旦伴侣在关系中采取新的价值行动，大脑就会极力说服他们放弃。治疗师如果注意到伴侣的某个想法在不同领域反复出现，需要让伴侣意识到他们可以选择不让想法支配自己的行为。治疗师要向伴侣指出这一想法在其生活中的普遍性，比如让伴侣意识到这一想法在他们的多种关系中都会出现，在他们尝试价值行动时也必然会出现。当人们对这些想法保持警惕时，就可以观察到这些想法是如何促使他们使用原有 SCB 的过程的。

但是伴侣要知道在这些想法的阻碍下，他们依然可以选择采用新反应。他们可以温和地意识到这个想法，但不采取想法授意的行动。他们可以选择不认同想法，采用一种允许更多行为自由的方式与之联系。治疗师要在治疗会谈中继续让伴侣进行解离，通过举例向伴侣说明想法并不总是有益的，而且大多不受控制。

解离的隐喻
治疗师可以利用下面介绍的隐喻来强调想法并不总是有益的，而且大多不受控制。

爆米花机

大脑就像一台爆米花机，它会不断地爆出一个又一个想法、一个又一个判断，但我们几乎无法控制这些想法和判断。我们的大脑天生就会想出各种理由和假设，来试图解释为什么事情总会发生在我们身上，保护我们免受危险。但问题是，大脑想保护我们免受的危险通常并不存在。大脑的这种思维过程是不可能被阻止的，因为它就像一台机器，会不断地产生对关系无益的想法和判断。

想法是推销员

大脑就像推销员，会推销一些不一定好的产品。例如，大脑会向我们灌输这样的想法："我不可爱""我不能信任任何人""如果有人真的了解我，他就会离开""我和别人不一样""我不属于这里"或者"我永远不够好"。如果我们只是温和地观察这些想法，而不对它们深信不疑，它们就会来去自如，我们也不会产生任何挣扎和执念。有些想法一旦得到认同，就会变得非常难缠。一旦陷入其中，这些想法就会使出所有的推销策略。有些想法就像经验丰富的推销员一样，非常令人信服，并且会不断地出现。

治疗师可以让伴侣问问自己，哪些与图式相关的想法是"好"的推销员，哪些想法是顽固的障碍，哪些想法是自己最容易相信的。让伴侣意识到，与其和推销员争论，不如简单地说："谢谢你，但我现在不打算买这个产品。"这样做并不是为了让想法消失，而是不让想法成为价值行动的障碍。

想法像恶霸

想法就像恶霸，但并不是那种恶意伤人的校园霸凌者，更像是好心办了坏事的人。也就是说，这些想法想要把我们引向一个好的方向，但在沟通计划时频频出错。它想让我们成为更好的人，但经常用指责的方式，比如"你很懒""你要更努力一点""你很自私"或者"你需要把你的生活搞好"，把我们痛骂一顿。

治疗师可以让伴侣来审视这段经历，思考是否曾有人通过霸凌的方式让自己变得更好，以及霸凌是否有可能让人变得更好。霸凌通常无济于事，也不会促进人的自我提升，只会造成恐惧和自我怀疑。当霸凌的想法出现时，治疗师要让伴侣注意这个想法要让他们做什么，想保护他们免受什么伤害。伴侣与其成为这些想法的受害者或与恶霸斗争，不如去分析潜在的信息，用慈悲的态度对待想法。

拔河比赛

与图式想法争辩就像陷入一场拔河比赛。我们越用力拉绳子，抵制某种想法，另一边大脑也会拉得越用力。大脑总能想出绝妙的反驳方法，让我们在这场比赛中毫无胜算。大脑总想用更多的判断、预测和驳斥来说服我们，而我们破局的唯一办法就是扔下绳子。

治疗师要鼓励伴侣不过分关注想法，让它们来去自如。试图控制、说服或与大脑进行争辩，就像再次拿起绳子，重新进行拔河比赛。只要放下绳子，虽然想法不会消失，但与大脑的拉锯战不再需要耗费力气，也有了选择有效应对方式的自由。

不要想

越不想让自己产生某一个想法，这个想法就越会出现，影响也会越大。你可以用下面的练习来验证这个假设。你可以说："我将告诉你一个1～10之间的数字，但我希望你不要去想这个数字，准备好了吗？不管你想什么，都不要去想 1 之后和 3 之前的那个数字。你可以想其他任何的数字，只要那个数字不是 1 之后和 3 之前的。你知道我指的是哪个数字吗？"

每个人都知道你指的是哪个数字。你越向他们解释这个数字很危险，不要让它进入大脑，这个数字对人的影响就会变得越大。大多数想法都是这样。治疗师也可以要求伴侣不要想他们最喜欢的冰激凌口味、最喜欢的歌曲，甚至是粉红色的大象，让他们认识到，越是努力避免想到这件事，这件事就越是挥之不去。

上面的练习会让伴侣认识到，想法并非颠扑不破的，不一定反映现实，也不一定代表真理。与想法斗争只会让它变得更强。相反，我们可以选择只留意想法，允许它们存在，并以好奇心回应，不一定非要认真对待想法，而是要允许大脑出现任何想法，允许旧想法随着新想法的出现而消失。

图式想法成为价值行动的障碍后，不需要继续控制它。我们也没有必要为了让自己感觉更好，或以不同的方式与伴侣相处，以此来摆脱我们的某些想法。我们可以不把想法视为敌人，而是与其和平共处。我们不需要购买大脑推销的每一件产品，伴侣也不需要被想法挟持。我们可以学会仅仅注意大脑产生的想法，给这些想法贴上标签，然后让它们离开，而无须与之斗争或将其弄清楚。

总而言之，大脑并不总是我们的朋友，也并不总是我们的敌人。以观察、解离的态度对待大脑，可以帮助伴侣"看到"思维，认识到它是一个持续的过程，并注意它是如何反刍与图式有关的旧故事的。伴侣要和那些与当下情况并不相关，但会阻碍行为的反射性结论保持距离，这样才能自由选择价值行动，让伴侣关系充满爱意。

接下来我们将探讨伴侣认知融合的 4 个组成部分：注意想法、给想法贴标签、与想法拉开距离以及让想法来去自如。我们为每个部分都提供了促进解离的关键技术。

促进解离的关键技术

伴侣与某些阻碍行动的想法融合时，治疗师可以和他们一起探索以下过程和技术，帮助他们从这些障碍中解离出来。注意，解离本身不是技术，它是一个过程，需要下面这些技术的支持。

注意想法

伴侣学习解离过程时，首先要学会如何"观察"自己的想法。当一个强大的认知障碍出现时，第一步就是简单地注意它。捕捉融合的时刻非常具有挑战性，尤其是当想法与核心图式相关时。要帮助伴侣培育觉察和正念，治疗师要始终站在解离的立场上指出成为障碍的想法，如故事、辩解、理由、解释和假设等，同时与伴侣一起练习解离的技术。这样能让治疗师不过分纠结会谈内容，更专注于想法的有用性。

人际关系中常见的认知障碍

治疗师要注意，会在关系中成为障碍的常见想法有以下几种：

妄下结论。这是一种解读对方心里的想法，也就是伴侣事先认定自己知道对方做出某种行为的原因。当伴侣对某件事或者对方的意图有了自己的假设，并对这一假设深信不疑时，他就是在妄下结论。妄下结论的想法有一个明显的标志，也就是伴侣在谈到对方的行为时会用到"因为"这个词。下面的例子就是一些妄下结论的想法：

- 比尔现在很安静，因为他在生我的气。
- 你不做练习是因为你不在乎我。
- 我们不再做爱了，是因为你觉得我没有吸引力。
- 他这么说是因为他想伤害我。
- 她想支配我，因为她想让所有事情都如她的意。

预测。这种认知障碍包括关于未来的故事和预测，以及关于伴侣回应方式的想象。这些想法很难处理，并且往往会成为价值行动的主要障碍。预测的常见标志是"如果我这样做，……就会发生"的句式结构。

预测的例子包括：

- 如果我说不，莉萨会生我的气。
- 如果我分享我的感受，它们会被用来对付我。无论如何，一切都不会改变。
- 他永远不会遵守我们的约定。
- 如果我们开始这个谈话，我们会很不安，甚至彻夜难眠，这个问题永远也得不到解决。

评判。评判是最常见也是最容易混淆的一种障碍，因为大脑经常分不清评判与实际的事实或描述。当我们描述事情时，不会有什么评判标准。而评判则会对某个事物或事件强加评价或主观意见。评判和描述的区别会在第 8 章进一步讨论。以下是一些有关评判的例子：

- 他的沟通方式是有害的。
- 她要求太多。对她来说什么都不够好。
- 他的要求很高。
- 她很粗暴、恶毒。
- 他没有共情。

对过去伤害和怨恨的回忆。伴侣会反复提到过去某件事情对他们造成的伤害以及尚存的怨恨，并且他们对此无法释怀。他们会一直翻旧账，紧紧抓住某段回忆不放，做出情绪激动的反应，仿佛这件事发生在当下。翻旧账的问题在于过去的事情已经被讨论过了，它们不能被消除，现在伴侣已经无法解决这些过去的问题。同时翻旧账会让伴侣把过去的伤痛当作当下不采取价值行动的借口。下面是一些例子：

- 上次我向比尔敞开心扉，分享我的感受，他却利用我的感受对付我。
- 我为什么要去机场接你，上次我度假回来时，你也没来接我。
- 去年12月，你骗我说去参加约翰的聚会了，自那以后，我就再也不相信你说的话了。
- 去年，你怒气冲冲地离开了我，我怎么能对你有安全感？

找理由。这种行为的特点是找各种理由和借口，来解释自己为什么不能或不愿意采取行动成为更好的伴侣。找理由的标志是"如果……就……"这样的陈述。找理由背后隐含的意思是，在他们采取价值行动之前，外部的一些东西需要改变。下面是一些例子：

- 如果凯文多一点共情，我就能和他分享我的感受。
- 如果她不总是抱怨和唠叨，我就能坚持下去。
- 如果麦克能信守诺言，我就能更感激他。
- 如果凯蒂不是一直给我压力，试图控制我，我就不会这么生气。

制定规则。我们在孩童时期会学习很多规则（rules），让我们在关系中表现得体。然而，有些规则本身就有问题，会让人背负责任、压力、怨恨、自以为是的感受。没有达成共识的规则会被视为要求而不是请求。规则会过强强调事情"应该"怎样，而忽略了事情原本是怎样的。在关系中建立规范（norms）是一个合作的过程，不能未经协商就规定别人"应该"如何行动，后者是一种独断专制的表现。这种僵化的思维方式会阻碍协商，不利于个人需求的表达和问题的解决。治疗师可以让伴侣花点时间注意自己是否设定了一些规则，比如关系"应该"是什么样子以及伴侣"应该"如何表现。在伴侣使用"应该"这个词的时候，治疗师要进行提示，让他们认识到这种融合的表现。制定规则的例子如下：

- 我不必改变。
- 鲍勃应该是一个好的倾听者。
- 恋爱不应该这么难。
- 她应该履行承诺。
- 我们应该多做爱。

帮助伴侣探索与规则融合的有用性，让他们意识到即使相信判断与故事是真实的，对关系的改善也无济于事。

治疗师要熟悉这些常见类型的认知障碍，并注意它们何时出现在治疗中。治疗师可以在会谈时询问以下问题来处理融合，但要时刻保持共情和好奇心，因为这些问题并不是为了得到"一针见血"的答案。

- 当你陷入这些想法或故事中时，会如何影响你们的关系？
- 当你陷入这些故事中时，你会怎么做？
- 这些想法或由这些想法驱动的行动，是否帮助你让伴侣做出改变，使其变得更好？
- 当你对这些想法"照单全收"时，是否帮助你做出了改变，成了更好的自己？
- 当你沉浸在这些故事中时，会让你和伴侣更亲近、更亲密还是更疏远？

治疗师在向伴侣问这些问题时，要帮他们探索这些想法的有用性。注意，如果想法给关系带来了积极的变化，它就不一定是障碍。如果想法导致了消极的结果，使他们离关系价值更远，就帮助伴侣探索"照单全收"这些想法的代价，并建议他们进行解离的练习。在探索想法和代价之后，治疗师就要做好准备，开始在治疗会谈中进行解离工作了。

给想法贴标签

治疗师注意到某个障碍想法时，要让伴侣把这个想法标记为大脑的产物，以便更好地放手。以下 3 种给想法贴标签的技巧可以帮伴侣将想法仅仅视为想法。

给障碍想法贴标签

最有效的方法就是给想法贴标签。与内心的陈述拉开距离，伴侣才可能承认一个想法出现了，而不与之融合或将其视作现实。伴侣可以像这样给观察到的想法贴标签："我注意到大脑在告诉我_____""我有一个想法是_____"或"现在我的大脑有一个_____想法"。伴侣在贴标签的时候可以借助本章"人际关系中常见的认知障碍"这一部分的内容，贴上如"大脑正在得出结论"或"大脑正在预测"之类的标签，这有助于与想法拉开距离，从而削弱其力量。

将想法与图式相联系

在治疗会谈中，治疗师识别出图式想法，可以把这个想法与对应的图式联系起来。治疗师可以问伴侣："这个想法与什么图式有关？""这个想法出现多久了？""你第一次有这种想法是什么时候？""这个想法在其他关系中出现过吗？""这个想法的起源是什么？""这个想法在你身上出现的频率是怎样的，一周一次还是一个月一次？"

将图式想法与图式相联系，有助于伴侣认识到这个想法已经伴随他们很长时间了，甚至比当下的关系更早出现，并且几乎出现在了所有关系中。这个过程帮助伴侣给这个想法贴上"图式想法"的标签，让伴侣意识到心中有这个想法时，他们会把这个想法带到所有关系中，但它并不一定是现实的反映。这样一来，伴侣就能不再对某个想法紧握不放了。

给故事（图式）命名

与上个技巧类似，这个过程帮助伴侣命名图式，并与"这个故事是伴侣引起的"这一想法拉开距离。伴侣可以采用下面的陈述："我有一个想法，与'我被抛弃的故事'有关""这是我的遗弃图式"或"这是一个'伴侣会离开我'的故事"。治疗师要帮助伴侣用自己的语言来给符合特定主题、故事和图式的想法命名，例如"这是一个'我不能相信伴侣'的故事"。这有助于伴侣以轻松的方式与这些故事互动，而不是以融合和有潜在问题的方式与其互动。

与想法拉开距离

有些解离练习对于在自我和想法之间创造空间特别有效。伴侣通过练习与想法拉开距离的技术，可以学会不那么认真地对待想法，轻持想法，并将其视为一种持续的体验。解离过程的共同点是，帮助伴侣拥抱痛苦的想法，但同时让想法的影响力减弱。伴侣可以尝试以下练习，看看哪种技术对改善关系最有效。

探索想法的有用性

治疗师可以让伴侣思考想法是如何起作用的。治疗师可以问："当你有这个想法时，你通常会怎么做？ 这个想法能够让你免受图式痛苦吗？从长远来看，它是否让你在这段关系中更有安全感？ 它是否会让你做出一些行为，给这段关系带来好的结果？"

将想法与价值联系起来

治疗师可以让伴侣讨论想法阻碍了哪些价值行动。这个技术的重点是要伴侣记住自己在这段关系中想成为什么样的人，并将想法与选择联系起来。治疗师可以问："这种想法是否妨碍了你在关系中做一些重要的事情？""这个想法是否阻碍了你在其他关系中向＿＿＿＿＿＿＿（价值，比如表现脆弱、开放或有主见）靠近？""这种想法是否阻碍了你去做那些对你来说很重要的事情？如果是的话，你能识别出这个想法并做出不同的选择吗？"

治疗师还需要注意，询问伴侣是否愿意在关系中存有这些想法，但仍按照他们的价值行事。他们是否愿意带着这些想法，仍然朝着他们想成为的伴侣形象迈出一步？比如你可以说："即使怀着消极的预判，比如你预测自己可能会失望、感到被剥夺，现在你是否依然愿意选择表达出自己的需求？因为你知道这样能让你变得更善于表达、更诚实，更靠近你想成为的理想伴侣形象。"

确认想法的功能

大多数图式想法的作用是避免某种想象中的痛苦或情绪体验。例如，瑞安具有剥夺图式，他认为别人没有能力满足自己的需求，他可能会认为不表达任何需求比提出请求但被拒绝要好。这个想法会抑制瑞安提出请求或表达需求，来避免想象中可能会产生的失望或伤害。

又如，索尼娅具有失败图式，她认为无论如何自己都会失败，所以她觉得反思性倾听或认同伴侣的体验没有任何意义。与其面对一次次尝试而失败带来的失望，还不如不做任何尝试。

治疗师可以询问伴侣："这种想法正试图保护你免受什么痛苦的经历？这个想法的功能是什么？大脑想要达到什么目的？它是否在保护你免受什么伤害？保护别人，还是保护你？"你甚至可以这样说："我想知道，大脑是否在试图保护你，防止你因为明确表达需求，需求却仍然没有得到满足而感到失望。你的大脑会觉得，明确表达需求之后产生的失望和被剥夺感会比什么都不做更可怕。"如果伴侣能够识别出这个想法是保护自己免受原发性痛苦，但也是在阻碍他们采取价值行动，治疗师就可以让伴侣倒回到创造性无望和培育意愿的阶段，让伴侣认识到原发性痛苦不可避免，而 SCB 无法消除这种痛苦，选择采取价值行动才能真正消除痛苦。

重复想法

重复消极想法的过程被称为铁钦纳式重复（Titchener's Repetition）。这个技术的原理是重复一个词 50 次以上，这个词的意义就会减弱。如果来访者识别出了某个作为障碍的想法，治疗师可以让他大声重复这个想法（词语或句子）至少一分钟。在这之后，再和来访者讨论这个词语或句子的意义发生了什么变化。结果往往是，被重复多次的词语或句子会变得空洞或毫无意义，更像是胡言乱语。这样一来，想法会听起来更加荒唐，与现实没太大联系。伴侣也可以试着用滑稽的声音或唱歌等方式，表达出那些不利于改善关系的想法，来对图式想法进行解离。

想法实体化

让伴侣与有问题的想法拉开距离的另一种方法是把想法视为实际存在的物体。治疗师可以让伴侣把想法想象成一个物体，描述这个物体的颜色、大小、形状、纹理。治疗师可以问，现在他们的想法有多重？如果这个想法有形状，它会是什么样的？刚开始可能会觉得很傻，但想法作为实体的属性被了解、描述得越多，伴侣就越容易以不同的方式、解离的态度对待想法。

轻持想法

让伴侣写下对自己和关系的消极想法和恐惧，然后让他们把纸对折，放在手掌中，轻轻地握住这些想法，而不加控制。伴侣也可以交换纸张，怀着慈悲和善意轻轻地握住对方的想法，最后治疗师可以和伴侣讨论将想法轻持时是什么感觉。

认同想法

如果伴侣与自己的某个想法融合，而这个想法又不会太损伤关系，治疗师可以让伴侣把这个想法当成事实，并拿它作为一种假设来测试。把它当作事实，并引入价值，对伴侣说："如果这个想法是真的，你现在会怎么办？在这种情况下，你想成为什么样的伴侣？"例如，如果一个有不信任／虐待图式的人，迷失在"如果我在伴侣面前表现得很脆弱，她会利用这一点来对付我"的想法中，你可以问他："如果这个想法是真的，你现在还愿意表现得脆弱吗？你是否愿意表达这种感受，即使大脑预测这样做会带来消极结果？也许你的大脑是对的，也许不对，你愿意验证它吗？"这个技术能帮助伴侣在面临难缠的想法时培育意愿和行为的灵活性。

让想法来去自如

伴侣与图式驱动的想法拉开距离后，就可以学习一些其他技术来放下这些想法，让想法来去自如。治疗师可以选择以下几种练习，看看哪种练习对伴侣来说最有效。

谢谢你的大脑

大脑时刻都处于警惕状态，准备抵御危险，不想让我们感到受伤、孤独、失望，或者产生被剥夺和被拒绝的体验。因此，大脑总是会想出一些策略来逃避消极情绪。然而，大脑的保护机制并不精准，在没有危险的时候也可能会拉响警报。当大脑产生逃避的想法时，我们可以用感谢它的方式来应对。

当令人痛苦的图式想法出现时，伴侣可以使用口诀"为这一想法，谢谢你，大脑"，然后随它去。治疗师注意，使用这一技术的时候态度不能很随意，这样会减少伴侣的代入感和体验感。要让伴侣知道大脑正在竭尽全力保护他们。在感谢大脑的同时给想法贴上标签也很有效。比如，伴侣可以说"大脑，谢谢你的预言""谢谢你的判断""谢谢你保护我免受伤害，不让我感觉被剥夺、感到失望"等。

随身卡片

在这个解离技术中，伴侣在卡片上写下自己在治疗会谈中出现的图式想法。可以问伴侣"在这段关系中，这种想法是否阻碍过你做一些重要的事情？"，然后让伴侣在卡片的另一面写下这个想法阻碍的价值行动。每当这个想法在治疗会谈中出现时，让伴侣翻转卡片，看到自己的价值行动。这样一来，不管这些痛苦的想法在什么时候出现，伴侣都可以看着卡片，提醒自己这个想法是一个障碍，要放下它，并继续按照自己的价值行动。

想象：把想法放在物体上，然后放手

下面的练习能让伴侣放下图式想法。伴侣要注意想法的流动，观察它们，放弃与想法的斗争，而不是让想法停止。

- **溪流上的树叶**。治疗师可以让伴侣想象出一条缓缓流淌的小溪，把他们的想法想象成秋天的树叶，让他们看着这些想法从树上落下，落在小溪里，顺流而下。想法可能会再出现，但它会随着树叶的漂流再次远去。练习的重点不是让伴侣把想法沉入河底永远消失，而是要注意想法的持续流动。

- **云或气球**。让伴侣想象美丽明亮的蓝天，有许多白云从头顶掠过。想象把每一个出现的想法放到云上，然后看着这些想法随着白云飘走。你也可以让伴侣把想法放在气球上。

- **电脑屏幕弹出的广告**。让伴侣想象自己的大脑就像一个电脑屏幕，每个想法都是一个不断弹出的广告。仅仅注意到想法弹出，又消失，然后下一个想法弹出。让他们持续进行这个练习，注意到弹出的广告，但不要被广告内容吸引。

- **广告牌**。让伴侣想象自己正在高速公路上行驶，要驶向一个非常重要的目的地。让他们想象，进入脑海的一个个消极想法都出现在前方的广告牌上。伴侣可以短暂地观察广告牌上的想法，然后继续向目的地行驶，不要受这些想法的影响开向其他方向。

- **用身体模拟放手**。让伴侣在这个练习中讨论最近的冲突，同时伸出右手，掌心朝上。在讨论中出现图式想法和评判时，让伴侣想象把这个想法放在掌心，然后转动手掌，把想法丢下，直到看不见为止。在一个想法掉落消失后，让伴侣的手回到掌心向上的状态，想象着接收下一个想法，并继续不断地用手掌模拟的方式，放下每一个作为价值障碍的想法。

不管是在会谈中还是会谈外，这些技术都可以在融合的时刻使用。当你注意到伴侣的某一个想法成了障碍时，就可以采用这些技术进行干预，让他们回到价值上来。让伴侣不要花太多时间放在想法的内容上，而是让想法来去自由，让伴侣回到当下以及关系中的价值立场。

示例对话

这是第 3 章中麦克和米歇尔对话的延续。通过之前的治疗，这对伴侣都已经确认了自己的图式、SCB 和价值。现在，他们要对阻碍价值行动的认知进行解离。注意过程中根植于伴侣图式的想法是如何产生的。（麦克具有缺陷 / 羞耻和失败图式，米歇尔具有情感剥夺图式。）

治疗师：我们已经讨论了你们的价值以及采取价值行动时遇到的障碍。接下来让我们回顾一下这一周的"周触发因素日志"，讨论一下出现的触发因素。

米歇尔：好的。麦克答应做晚饭和洗碗，但吃完晚饭，我提醒他洗碗时，他对我大发脾气，整晚都被他毁了。

麦　克：她下班后回到家就批评我。我都已经把晚餐做好放在桌上了，但她一回家就开始对所有事情挑剔抱怨。她没有说"谢谢你麦克"，也毫无感激可言。无论我做什么她都觉得不够好，没什么事能让她满意。我做什么她都不会高兴。

治疗师：麦克，我注意到你有了预测，就是不管你多么努力，你都不能把事情做好，米歇尔也不会满意。你认同这个预测的时候感觉如何？大脑向你推销这个想法，是为了让你做什么？你把这个预测当作事实时，它是否能帮助你采取价值行动，让你变得更有合作精神、更有好奇心、更灵活？

麦　克：这个预测让我感到绝望。感觉做什么事都没有意义。

治疗师：也许这是真的。如果你尝试一种新行为，也许米歇尔还是会不满意。但也许她会感激或者觉得很惊喜。你只有试过才知道。

米歇尔：如果我有机会表达我的需求、给予他反馈，我会说他所有的付出都让我感到开心。只要他听一下我的反馈，他就能满足我的需求，但他压根不听我说话。他觉得我说什么都是在批评他。我根本不能和他说话。

治疗师：慢慢来，让我们分析一下。米歇尔，你的这个想法与什么图式有关？为什么你会产生麦克永远不会理解你或不想听你讲话的想法？

米歇尔：我感觉可能是因为我总是觉得别人不想听我说话，也不会理解我，这是我的剥夺图式。

治疗师：麦克，当你听到米歇尔说你不能理解她时，会触发你的什么图式？

麦　克：我很沮丧，觉得无能为力。我猜是我的缺陷和失败图式被触发了。我感觉自己永远不够好，在这段关系中无法做好任何事情。

治疗师：麦克，我注意到你觉得自己什么都做不好。我们之前谈论过，这个想法在你的工作以及与朋友、母亲的相处过程中也会出现。这是一个让你很熟悉的想法，是吗？

麦　克：是的，我经常有这种想法。

治疗师：这种想法在不同的地方出现，你都会感到无助和无能为力。这种体验让你不堪重负，很难让你选择不同的行为。如果我们为无助和无能为力的体验腾出空间，那时你想做些什么？你想到的价值是什么？当大脑说你永远都不够好时，你内心的声音是怎样的，你想成为什么样的伴侣？

麦　克：我想要有共情，成为一个好的倾听者，而且更开放。在米歇尔
　　　　批评我的时候，对于前三项指控，我真的努力地采取了开放的
　　　　心态对待。但她的指控到了第十项的时候，我真的很生气。我
　　　　觉得我永远达不到她的标准，不能让她满意。

治疗师：那么当大脑告诉你不可能让米歇尔满意的时候，那一刻你会怎
　　　　么选择？你是否愿意体验这些想法，但仍采取价值行动？你能
　　　　注意到这些想法，并采取行动让自己变得有共情和开放吗？

麦　克：我很难做到，这种感觉太真实了。

米歇尔：你看，他就是这样。他坚持认为我是一个完美主义者，认为我
　　　　的标准太高了。他从来不听我说话，也从来不理解我真正需要
　　　　的是什么。也许他真的把我的话听进去了，他就会知道该怎么
　　　　做，但是从我嘴里说出来的任何东西对他来说都是批评。

治疗师：（对米歇尔）你现在感觉很害怕和失望，你觉得自己的需求在这
　　　　段关系中永远不能得到满足。

米歇尔：麦克根本不会花时间了解我的需求。在这种关系中，我总是孤
　　　　单一人，他没有共情。

治疗师：你渴望麦克理解你的需求，多和你交流。但这种和麦克亲近的
　　　　想法一出现，你的大脑就会陈述那个熟悉的故事：你总是会被
　　　　剥夺，你的需求永远得不到满足。这种想法是否也阻止了你在
　　　　其他关系中友善地表达需求？

米歇尔：是的，这种想法几乎在我的每一段关系中都会出现。我真的不
　　　　知道如何提出请求，因为我提出的每个请求在他听来都像是批
　　　　评。在这段关系中，我永远不会被理解。

治疗师：当大脑告诉你，你提出的每一个请求都没有人听，并会被视为
　　　　批评时，你通常会怎么做？

米歇尔：我会变得愤怒和挑剔，或者我就直接放弃了。

治疗师：如果你无法控制这个想法，但你愿意带着这个想法去尝试一些

新行为，你想尝试的行为是什么呢？当大脑想劝说你放弃的时候，你会怎么做？

米歇尔：我想清楚地表达需求，以一种有效和平静的方式表明自己的主张。

治疗师：你现在愿意表达需求吗？你想让麦克做什么？

米歇尔：我现在提出请求，他会同意，但之后不会照做。

治疗师：我注意到你之前提到过这个故事。这个故事的出现是因为你的大脑在尽职尽责地保护你免受伤害。你愿意点头示意表达它对你的保护，同时保持好奇，提出一个富有共情的请求吗？你愿意尝试一下吗？你愿意践行自信的价值，向麦克提出一个请求吗？

米歇尔：（点头同意）。

治疗师：麦克，你愿意做这件事吗？你愿意听米歇尔的请求吗？

麦　克：只要她的话不会变成对我人格的指责和攻击就可以。

治疗师：现在看来，你的大脑会做出米歇尔会指责你的预测来保护你，避免你产生无能为力和失望的感受。你能不能轻轻放开这个想法，放下这个故事，感受当下的体验？你愿意倾听米歇尔的请求吗？你是否能注意到这个想法正在向你推销一个多么强大的产品？与此同时，你是否依然愿意保持好奇和开放的心态？

米歇尔和麦克：是的。

总而言之，朝着价值方向前行犹如踏上全新的旅程，会令人感到害怕。因此，伴侣开始朝着价值方向行动时，势必会遇到认知障碍。当他们陷入作为认知障碍的想法和故事时，势必会使用原有的 SCB，与价值渐行渐远。所以这些障碍出现的时候，治疗师要帮助伴侣与想法解离，把他们带回当下，确认他们的价值和主张，并帮助他们在当下采取新的价值行动。

第 7 章
价值行动的情感障碍

***

上一章讨论了如何采用解离策略来处理阻碍价值行动的想法。本章将探讨如何处理阻碍价值行动的情绪。当情绪阻碍价值时，针对这些障碍，ACT 将通过正念和情绪暴露，让伴侣跳出情绪，就像上一章中提到的跳出想法一样，能够识别选择时刻和基于价值反应的时机。

正念指的是全然接触当下的体验，包括内部和外部的体验，同时保持好奇和不加评判的态度。正念能够培育伴侣观察想法、感受、身体感觉、冲动的意识和能力，减弱这些体验对行为造成的影响。伴侣如果不被思绪和情感冲昏头脑，就可以更好地注意到做出选择的时刻，并决定如何回应。正念的目的是提高有意识地觉察当下的能力，并依据价值而非情感冲动行事。

情绪暴露指的是刻意激活图式，唤醒伴侣的深层情感，让他们学会整合并应用多个 ACT 技术，包括接触当下、解离、价值连接、采取价值行动、保持灵活的视角，以及接纳自我和他人。

在情绪暴露过程中，治疗师首先要引导伴侣进入情绪触发的状态，并帮助他们沉浸于当下体验。然后引导伴侣表达自己的体验而非具体想法或情绪的内容，以促进接纳。随后让伴侣在他们创造的富有共情和有用性的空间中，描述自己的体验，治疗师要适时提醒他们，面对消极的情绪和冲动时可以选择做出不同的反应。最后，治疗师要帮助伴侣接纳内心体验，包括感受、欲望和需求等，同时帮助他们改变与内心体验的交流方式。在情绪暴露的过程中，冲突发生的场景会被有意改变，由此伴侣能够提高对消极情绪的容忍度，使他们未来在情绪触发时刻的接纳度和接触图式痛苦的意愿也得以增加。

暴露情绪的目的是在伴侣的情绪被触发时（如体验到羞愧、恐惧、愤怒、受伤、失去等情绪），建立一个广泛而灵活的行为库，防止图式情绪成为价值行动的障碍。例如，内疚会阻碍伴侣表现得果断或选择拒绝；羞愧会阻碍伴侣表达脆弱；恐惧会阻碍伴侣提出请求或说实话。暴露的目标是充分接触自身的情绪体验，削弱经验性回避的影响，为当下有效的、基于价值的应对行为提供支持。因此，伴侣双方要学会容忍痛苦，重点关注采取有效的行动，而非痛苦的感受和如何回避痛苦。

培育正念

正念是可以习得和培养的。就像健身可以锻炼肌肉一样，进行正念练习能促使人们在面对痛苦时按价值行事。将正念融入日常生活，能让伴侣双方更容易觉察到图式驱动的想法和情绪，并选择不同的应对方式，避免使用习惯性的回避行为。研究表明，正念训练对人际关系有积极的影响。它与伴侣的 ACT 疗法具有类似的效果。如果伴侣用正念接触当下，带着好奇、不加评判的态度观察自己的体验，他们就能觉察到把他们拉向旧行为的情绪波动，从而摆脱自动化的应对方式。正念帮助伴侣从过去和未来的故事中解脱出来，与对方一起停留在当下的体验中，有意识并且自由地做出反应。这样一来，伴侣就可以被"允许"选择符合价值的应对方式。

正念练习分为正式和非正式两种类型。大家一般视正式的练习为"冥想"。正式的练习需要特意空出一段时间，有意识地关注当下，练习的方式可以是静坐冥想、身体扫描、五感练习和正念呼吸等。正式的练习一般是在会谈中进行的。

非正式的正念练习是将正念引入日常生活中，它有助于扩大正式练习中发展出来的技能。虽然是非正式，但也需要练习者选择一个特定的活动用心参与，并在过程中保持专注。非正式的正念练习是在治疗之外进行的，有助于练习者在会谈之间对正念的培育。非正式的正念练习能有效帮助伴侣双方提高对人际交往过程的观察能力。

正式的正念练习

正式的练习有助于伴侣学会与对方同在，加强彼此之间的联系和连接。正念呼吸能帮助伴侣调整呼吸，变得更加同步，更容易接受和适应彼此。

慈悲呼吸

这是一种有指导语的正念冥想，治疗师可在与伴侣的会谈中使用，以增强他们的共情和慈悲心，也可在会谈开始时使用这个练习，还可在最后使用，以此缓缓结束会谈。伴侣完成练习后，治疗师要让他们分享彼此的体验和所学。

练习开始时，治疗师要让伴侣双方面对面坐下，并采用轻缓而柔和的语气说出以下指导语，记得在每段之间停顿几分钟。

选一个舒适的姿势，闭上眼睛，做几次深呼吸，让自己平静下来。带着爱和善意关注你的呼吸，注意你身体的感觉，注意你身体内部的体验和感受，注意身体放松或紧张的地方。不管你注意到什么，就让它如其所是。关注你所有的感觉和体验，无论是好是坏，顺其自然就好。

［停顿］

现在，看看你身体哪个部位的呼吸最强烈或最轻缓。你有没有感受到胸部的起伏？你感觉到嘴巴或鼻孔里的空气是温暖还是凉爽的？你是在吸气还是呼气时感觉更强烈？你有没有感觉到肚子的膨胀和收缩？如果你发现自己在评判或试图控制呼吸，请回到当下的体验，让一切顺其自然。

［停顿］

现在，慢慢地睁开眼睛，看着你面前的伴侣。看着对方的眼睛，透过他／她的眼睛，想象他／她是怎样的人。深深地注视着对方的眼睛，你看到了什么？你觉得他／她有什么感受？你注视着拥有人类所有的复杂性和情感的这个人，他／她有着怎样的生活？

［停顿］

你是否能与坐在你面前的这个人建立连接，并与你们有过的所有复杂的想法、感受和体验连接起来？如果你发现自己出现了评判性的想法，或者产生了与过去或未来相关的看法，试着让自己回到当下，只是静静地观察坐在你面前的人。现在，凝视着伴侣，你的感觉是什么？

［停顿］

现在请将注意力转向伴侣的呼吸。你是否觉察到伴侣的腹部或胸部在膨胀和收缩时的微妙起伏？注意伴侣的胸部的起伏。

［停顿］

注意你是否有和伴侣以同样节奏或不同节奏呼吸的冲动。注意你和伴侣什么时候呼吸是同步或不同步的。注意你何时中断了眼神交流，或者何时陷入了深深的凝视中。这些体验对你来说是什么样的呢？注意出现的任何情绪：恐惧、爱，甚至是被淹没的感觉。

［停顿］

请注意浮现出来的过去故事，或者是与过去或未来相关的想法，慢慢回到当下，观察伴侣的呼吸节奏，注意你们真正看到对方时你们的感受。

［停顿］

当你看着伴侣，注意自己的感受。留意伴侣的脸，觉察自己在面对伴侣时体验的变化，留意此刻身体内部的体验：你的呼吸，你的姿势，你的心跳。注意所有强烈的感觉。你是否产生了情绪？如果是，留意这些情绪是什么，是渴望、恐惧、孤独或释然的感觉吗？要为所有可能出现的情绪腾出空间。你可能会觉得自己与伴侣离得更近，或者离得更远了。这一体验时有变化，只要意识到感受的起伏就好。当你看着伴侣时，全然接触所有的体验，试着对你的感受、身体感觉和想法保持好奇。注意产生的任何冲动，请静静地观察这些冲动，并允许自己在所有的体验中踏浪而行。

治疗师可以在练习中加入下列变化，让伴侣进行更复杂的呼吸练习：

- **同步呼吸：** 首先让伴侣进行慈悲呼吸的练习，然后让他们用相同的节奏一起吸气和呼气，让彼此的呼吸变得同步。
- **交换呼吸：** 一方吸气，另一方呼气，仿佛在交换彼此的呼吸。
- **手心相印：** 伴侣在一起呼吸时，轮流将一只手放在对方的心脏位置，通过手与心的连接，将温暖和慈悲带给对方。

治疗师在会谈中让伴侣进行上述正式的正念练习时，也可以鼓励他们在家进行这些练习。正念呼吸是绝佳的练习，可以教会伴侣留意和放下想法，同时把注意力重新放在呼吸上。第 10 章会介绍另一个正式的正念练习，帮助伴侣采取灵活的视角。

非正式的正念练习

大多数人都有过这样的经历：下班后，本来要去另一个地方，还没反应过来就已经回到家了，这就是下意识或者自动化的行为。在这种"无意识"的状态下，我们的行为是自动化的，是因为我们的觉察力不够，没有注意到当下的选择。然而从进化角度来看，这类行为是有益的，因为它们会让我们在日常生活中消耗的能量更少，提高办事效率。然而自动导航模式也会让我们无法觉察当下的选择。因此在日常生活中练习正念，可以让伴侣在人际交往中的意识变得更敏锐，更好地识别选择时刻。伴侣可以通过练习正念、培养当下意识、放慢动作等方式，习得更灵活的反应方式，摆脱自动导航模式。

以下练习部分改编自《爱的陷阱：如何让亲密关系重获新生》，可以在治疗中作为正式的正念练习，也可以在治疗之外作为非正式的正念练习。这些练习的目的是在情绪触发状态下培育正念，帮助伴侣把注意力放在当下，注意自己的实际体验，而非大脑臆想的体验。治疗师首先要指导伴侣在治疗中进行一个或多个正式练习，在此之后，可以鼓励伴侣在治疗之外的任何时候进行非正式的练习。

面部表情的正念练习

这个练习需要练习者把注意力放在伴侣的面部，并进行当下的观察。治疗师首先要让伴侣双方面对面，然后用以下引导语推进练习：

把注意力放在伴侣的面部，仔细观察对方的表情，就像你第一次见到这些表情一样，观察对方说话时细微的面部动作，嘴巴和眼睛周围的线条和细纹，观察他／她的眼睛和眉毛。你在伴侣的脸上看到了什么情绪？留意他／她在回应你时脸上细微的变化。在观察伴侣的面部表情时，你是否也能留意自己的面部表情，你的面部表情正在向伴侣传达什么信息？他／她有什么感受？注意自己脸部的感觉，以及它是如何向伴侣传递信息的。

正念倾听

这个练习需要练习者聚精会神，把全部注意力放在伴侣身上。该练习既可以在会谈中进行，也可作为家庭作业。

下次和伴侣对话的时候，要全神贯注、充满好奇心地倾听伴侣，就像你们第一次约会一样，或把伴侣当成自己最喜欢的作家或演员。留意伴侣想表达什么。关于感受、世界观、潜在的需求或渴望，他／她说了什么？明确他／她的问题，保持眼神交流，回应他／她说的话，并确认你的理解是正确的。试着减少内心涌动的想法，降低内心的声音，仅仅带着真正理解的意图，认真做一个倾听者。

正念地感受爱意

这个练习会用到五感之一的触觉，通过触觉让伴侣与当下、与彼此连接。在家进行此练习的步骤如下：

首先，伴侣双方要空出一段时间，通过拥抱和触摸彼此，有意识地建立身体连接。拥抱和触摸你的伴侣，就像你第一次拥抱和触摸他／她一样，与此同时，留意所有的感官体验。注意你们身体连接／接触的部位，注意你的所见所闻、触摸伴侣指尖的感觉。那一刻你的体验是怎样的？注意你出现的想法和感觉，注意你身体内部的体验：你的呼吸、你的姿势、你的心跳。注意你出现的所有强烈的感觉和情绪，是否有渴望、恐惧、连接感或孤独的情绪？试着为出现的情绪腾出空间。

一起正念活动

伴侣可以一起散步，一起洗碗，一起哄孩子睡觉，或者一起跳舞。在每一项活动中，伴侣都要将全部注意力集中于当下的身体体验。

洗碗的时候，留意温热的水流过手心的感觉，海绵和肥皂柔软清香的感受，偶尔的身体触碰，锅和盘子带给手心的重量等。当和伴侣一起做这些事情时，你可能也会留意到自己产生了舒适感、归属感或连接感。

图式激活的正念练习

正念训练最重要的应用就是让伴侣学会观察图式激活。伴侣要留意日常生活中图式被触发的时刻，有意识地观察图式痛苦。什么图式被触发了？触发图式的原因是什么？出现的想法、感受和行为冲动是什么？是否按冲动行事了？治疗师可以让伴侣使用"人际关系体验日志"（见附录D），记录日常生活中图式的激活。日志记录是一个持续的过程，需要长期坚持。伴侣在观察图式痛苦的时候，最好能留意到体验的产生和扩展，并在每次事件之后将体验记录在日志上。在治疗过程中，可以让伴侣用语言描述出在图式被激活时自己反复出现的体验（图式想法、情绪、身体感觉和冲动），来强化他们对图式痛苦的正念。

人际关系体验日志

事件	图式情绪	图式想法	身体感觉	冲动	你是否按冲动行事?

情绪暴露

让伴侣在图式激活时进行情绪暴露，同时践行价值行动是治疗的核心部分。伴侣出现强烈的情绪，并且情绪成了价值行动的障碍时，治疗师就可以对伴侣进行情绪暴露。具体来讲，如果伴侣受图式情绪影响过于强烈，无法践行符合价值的回应方式，如有效沟通、反思性倾听或解决问题等，治疗师就需要在这时引导伴侣进行情绪暴露。治疗师也可以回顾最近的冲突或对触发事件以角色扮演的形式来主动激活图式。

情绪暴露的目的是让伴侣暴露在图式痛苦中，在整个过程中表达自己的感受，而不将其付诸行动。治疗师要引导伴侣停留在自己出现的消极情绪中，这样可以培育伴侣对消极情绪的忍耐和与情绪共存的意愿，以便在图式激活的时刻能够采取更加灵活的反应方式。一旦伴侣的情绪不再是价值行动的障碍，治疗的重点就可以转移到如何基于价值的问题解决上。

对图式情绪进行暴露至关重要，其背后的科学原理与情境依赖学习有关。"情境依赖学习是指研究对象处于与某段记忆相同的情绪状态时，他们很有可能会先检索到该段记忆。因此，治疗师帮来访者充分地体验感受，有助于加速记忆的检索。"

根据情境依赖学习的原理，如果伴侣在图式激活状态下没有学会所需技能和基于价值的反应，他们就不太可能在图式激活的时刻使用这些技能。因此，治疗师要在治疗中鼓励伴侣讨论最近的冲突，诱发图式激活，以便引导伴侣在情绪激活的状态下练习新行为，这是至关重要的治疗步骤。

在传统的暴露疗法中，治疗师一般将来访者逐步暴露在外部恐惧的刺激下。比如某个来访者害怕蜘蛛，治疗师可以先让来访者看蜘蛛的照片，再看蜘蛛的电影，然后看一只锁在盒子里的蜘蛛，最后让来访者与蜘蛛接触。同样，在情绪暴露中，治疗师会逐步"推动"来访者靠近某种情绪，同时帮助他在内心创造空间，来容纳这种情绪。

暴露是为了从根本上改变伴侣与图式情绪之间的关系。通过暴露，伴侣不再需要忍受和回避这些情绪，可以采用好奇和不加评判的态度观察这些体验。通过接纳与图式相关的痛苦（而不是使用 SCB 回避），伴侣可以自由地做自己看重的事情。因此通过在激活时刻放慢进程，为消极情绪腾出空间，并基于价值做出反应，伴侣就可以让自己的行为变得灵活，提高行为选择的能力。

总而言之，情绪暴露的目的是正念地与图式痛苦（包括想法、身体感觉、情绪和行为冲动）接触足够长的时间，以识别出现的所有不同体验，给它们贴上标签，确认选择的时刻，并尝试新的价值行动。

治疗会谈中进行的情绪暴露

情绪暴露前，治疗师需向伴侣解释暴露情绪的目的。这一技术的原理是直面图式情绪，可以减少受情绪驱动的行为，同时促使伴侣采用符合价值的行为进行代替。在伴侣双方清楚情绪暴露的概念和基本原理之后，治疗师要与他们达成共识，即在他们处于图式激活状态或正在采取 SCB 时，治疗师随时介入叫停，并启用暴露技术。

治疗时治疗师要尽早开始进行情绪暴露，这样伴侣就有足够的时间进行完整的暴露。与传统的恐惧暴露一样，在情绪暴露过程中，伴侣要与情绪充分接触，且暴露不应过早结束，因为治疗师需要时间与伴侣一起讨论和处理反应。

在治疗中不管图式是被诱导激活还是自发激活的，治疗师都可以使用以下步骤进行情绪暴露：

1. 在伴侣图式被触发时进行识别。给被触发的图式贴标签，例如伴侣在采取如辩护、贬低、指责或吼叫等 SCB 时，治疗师可以问："你现在的感受是什么？""你似乎在努力为自己辩护，好像自己做错了事，你有这种感觉吗？""我感觉你想逃避，你现在的感受是什么？"

2. 让伴侣描述身体感觉。治疗师可以问："你的身体有什么感觉？扫描你的全身，看看身体的哪些部位有这种感觉。这些体验在身体的哪个部位感觉最强烈？"让伴侣描述自己的情绪，把情绪看作身体里真实存在的物体。"这种感觉有多大，有多重，它是什么形状，什么尺寸，又是什么颜色？这种体验还有什么特点？是否有压迫感、沉重感或紧绷感？它是轻而易握还是大到无处不在的？它的边缘是锯齿状的、尖锐的，还是光滑的？"让伴侣勾勒出体验的轮廓。

注意伴侣描述体验时情绪的细微变化。例如，如果一个伴侣握紧拳头或屏住呼吸，治疗师要注意这些非言语行为，作为图式激活和回避的证据。治疗师要鼓励伴侣开放自己的体验，并与之全然接触。

3. 让伴侣具体描述感受。让伴侣给正在出现的情绪贴上标签，并以慈悲和好奇心观察这种体验。让伴侣描述他们的感受：出现的感受会伤害你吗？它是羞愧、无助、被剥夺感、孤独还是恐惧？如果伴侣难以清晰表达情绪，可以参考"关系中需求未得到满足时的感受清单"（见附录 D）。治疗师要确保让伴侣用不加评判的言语描述自己的体验及感受强度。

4. 让伴侣给图式想法贴标签并放下这些想法。当伴侣与出现的情绪和感觉待在一起时，很可能因为在暴露过程中出现的图式想法，让伴侣逃离体验。因此当想法出现时，治疗师要让伴侣注意所有想法，给它们贴上标签，并回到当下的状态，描述当下的情绪、感觉和身体体验，不要困在想法中或与之纠缠不清。治疗师要让他们学会仅仅观察想法，放下想法，顺其自然，并回到观察情绪和描述体验上来。

5. 让伴侣注意并描述行为冲动。治疗师要帮助伴侣观察自己是否有实施某种行为或压抑情绪的冲动。询问伴侣是否感觉自己被拉回旧的 SCB，让他们觉察并识别出自己的冲动，但不要采取任何行动，这样做是为了让伴侣观察、标记和描述，而不是冲动行事。治疗师要指出伴侣试图回避或隔绝情绪的时刻。之前介绍过，强烈的情绪一旦出现，大脑往往产生一种强烈的冲动把这些情绪推开，因此治疗师要帮助伴侣与这些情绪待在一起，用开放的心态体验它们，并指出他们抗拒的时刻。当伴侣表现出抗拒时，治疗师要让他们缓和下来，让他们先轻缓地留意自己的挣扎时刻。要做到这点，治疗师要注意到伴侣的挣扎，并适时说出如下引导语："试着向这种体验开放自己——深呼吸，为这些情绪腾出空间。""这种痛苦已经伴随你很久了，你一定要把它当作敌人吗？""你愿意让这种体验保持现在的样子吗？"治疗师也可以让伴侣把一只手放在心脏的位置，给痛苦送去一些温暖和安慰。

6. 让伴侣循环回到情绪和感觉中。随着情绪暴露过程的推进，治疗师要让伴侣反复回到当下的体验，留意感觉，给情绪贴上标签并描述它。当想法出现时，治疗师要提醒伴侣温柔地观察想法并让它来去自由，然后让他们对体验进行描述。治疗师要时时提醒伴侣注意抗拒或意气行事的冲动，并让他们继续观察自己情绪的变化，对情绪保持好奇心，仅仅观察波动的情绪而不做出任何反应。

7. 检核伴侣的意愿。在伴侣仔细观察、探索并仔细确认了自己的感觉之后，治疗师要问一个关键的问题："你愿意拥有这种体验，并且仍然会朝着价值方向迈进吗？"此处要提到某个具体的价值或价值行动。如果伴侣的回答是否定的，那么治疗师就需要继续进行更深入的情绪接触，并评估障碍、代价和可操作性。如果回答是肯定的，治疗师就可以继续进行下面的步骤。

8. 澄清价值。询问伴侣：当图式痛苦出现时，他们希望朝着什么价值前进？当旧的想法和情绪出现时，他们想让自己践行的价值是什么？他们具体想怎么做？

9. 基于价值的问题解决。这个步骤包括第 8 章和第 9 章的技巧练习。首先，治疗师要根据上一步骤中伴侣陈述的价值和意图，确定他们要练习的技能。如果伴侣听不进去彼此的话，要让他们练习反思性倾听和确认（对方的意图）。如果伴侣的价值是自信，治疗师可以让他们练习提出要求或设定界限等有助于塑造自信的技巧。如果伴侣双方的需求存在冲突，治疗师要帮助他们协商出一个公平公正的解决方案。

10. 正念地观察结果。伴侣在脆弱的时候，通常会说出自己内心最深处的想法和感受，但很难对对方的反应保持关注和好奇。图式决定了伴侣获取新信息的方式，所有的过往经历和故事都是伴侣在当下回应图式的障碍。伴侣可能会封闭自己，与大脑的预测融合，并误解对方的反应。因此，帮助伴侣看到真实的结果也是情绪暴露的重要部分。

治疗师要让伴侣彼此进行目光接触，留意对方的表情，并进行交流。让他们察看对方当下的实际反应，并与自己对对方预测的反应进行对比。治疗师在对伴侣进行情绪暴露时，他们要重点关注当下正在发生的行为，而不是臆测对方会有的反应，比如他 / 她的反应是漠不关心、疏远和不耐烦，还是好奇、爱和慈悲？治疗师要让伴侣双方从故事中解离，检核当下的证据。

你可以通过以下两种方式启动情绪暴露：①捕捉伴侣在治疗中情绪触发的瞬间；②让伴侣讨论最近的触发事件或角色扮演涉及 SCB 的冲突，来诱导图式触发。根据情绪触发的程度，可以同时对伴侣双方进行情绪暴露，或者仅对情绪化的一方进行暴露，让另一方观察和确认。伴侣双方要把注意力集中在过程上，注意身体的体验，持续对身体的感觉、情绪和冲动进行描述。如果事态升级，伴侣的图式触发状态加剧了，你可以采用如下策略：

1. 正视痛苦的存在。

2. 让伴侣观察情绪和 SCB 的冲动。

3. 探索基于价值的替代行为。

虽然在伴侣治疗中，让伴侣进入触发状态并不困难，但挑战在于，一旦一方进入触发状态并使用回避行为，很快另一方的图式也会被触发。对这种情况，最好的解决方法是，在处理一方情绪的同时，要求另一方用慈悲的态度观察。当治疗师对伴侣中的一方进行情绪暴露，让他 / 她将情绪具象化或进行正念观情绪练习，同时帮助另一方专注于当下，观察伴侣的体验。

治疗师首先示范如何理解并确认痛苦，然后帮助伴侣双方确认对方的痛苦。在探索了一方的情绪之后，治疗师就要把注意力转移到观察的一方。如果观察的一方图式被触发了，治疗师通过检核图式想法、情绪、身体感觉和冲动，来重复暴露过程。当伴侣双方的情绪都被探索后，治疗重点将再次转移，转移到基于价值的沟通上。

与个别治疗相比，伴侣治疗的情绪暴露更具有挑战性，因为当图式情感出现时，伴侣双方可能会共同抵制它。当一方强烈的图式情感被触发时，另一方可能会试图缓和伴侣的情绪反应。典型的策略包括防御、大事化小、解决问题、安抚、试图缓和或消除情绪、道歉、合理化、解释和 / 或为自己辩解。治疗师必须正念地观察，设法处理伴侣中任何一方为减少图式影响而使用回避策略的情况。

当治疗师在帮助伴侣标记、观察和描述情绪时，也在观察其伴侣的反应。因为你实际上在示范如何用确认、接纳和共情方式回应强烈情绪。对治疗师而言，重要的是帮助伴侣注意到确认反应的效果，意识到通过共情而不是防御来回应这些反应带来的情绪的微妙变化。伴侣双方应该知道以一种无效的方式回应感受只会加剧和强化情绪，而接纳体验则会缓和情绪的激活状态。当感受和情绪得到了善意的回应和确认时，它们往往只会短暂地停留，随后自然消散。

与图式情绪保持当下状态，可以让伴侣在面对图式痛苦时的行为更加灵活，并减少情绪状态对行为选择的影响。这样一来，情绪不会再促使伴侣采取 SCB，而会催生更广泛的基于价值的沟通。下面是一个情绪暴露的例子。

示例对话

尼克和阿格尼丝在这段伴侣关系中充满失望，苦苦挣扎。具有苛刻标准图式的阿格尼丝经常感到不满和孤单，并且会用挑剔和情感回避的方式应对。而有失败图式的尼克，总是担心自己犯错并让阿格尼丝失望，会用否认、解释、辩解和为伤害性行为辩护的方式应对。这让阿格尼丝在关系中感觉更孤独和不被重视。最终阿格尼丝认为自己无法与尼克分享受伤和失望的时刻，并对此深信不疑，便逐渐封闭了自己的情感。

治疗师会先让二人讨论最近发生的触发事件，并让他们在过程中专注于出现的身体感觉、想法、感受和冲动。

阿格尼丝：周五我的工作中有一个非常重要的活动，我让尼克在下午 6 点把车开回来，这样我们就可以在晚上 7:30 赶到活动现场，但是尼克迟到了 45 分钟，我们到了现场——

尼　克：我没有迟到 45 分钟。我迟到了 30 分钟，还是因为——

阿格尼丝：该死的，尼克。为什么你不能听我把话说完？我到现场之后非常尴尬，那时候我本应该——

尼　克：我只迟到了半个小时，我想解释为什么——

治疗师：尼克，你现在的感觉如何？

尼　克：我不是故意迟到的。我真的尽力了。只是——

治疗师：你现在是不是出现了失败和无能为力的感觉？

尼　克：是的。我搞砸了，并且现在我觉得自己被误解了。

治疗师：你觉得自己被误解了，你有一种想为自己解释和辩护的冲动？

尼　克：是的。我又把事情搞砸了，我想解释为什么。

治疗师：不要着急。你先做几次深呼吸，然后观察现在的体验。阿格尼
　　　　丝在表达她的失望和尴尬的时候，你有什么感受？

尼　克：我感觉很糟糕，我觉得自己有错，我又让她失望了，我总是做
　　　　这种事。

治疗师：你觉得要为此负责任，因为你觉得是你让她失望了？

尼　克：是的。

治疗师：我们暂停一下。（慢下来）这段体验对你来说很熟悉，你觉得你
　　　　没有达到她的标准，她很失望。然后你开始防御，为自己辩解，
　　　　而阿格尼丝也觉得自己的话被忽视了，是这样的吗？

尼　克：是的。

治疗师：你愿意在这段体验中停留一段时间吗？你愿意为"自己让阿格
　　　　尼丝失望了"这种感受腾出一些空间吗？

尼　克：我不想让她失望，我不想让她难堪。

治疗师：阿格尼丝失望的时候你是什么感觉？深呼吸，慢下来，好奇地
　　　　观察你在被失望包围时的感受。

尼　克：（低下头，开始哭泣）我很羞愧，我配不上她，我总是把事情
　　　　搞砸。

治疗师：现在你身体的哪个部位感受到了这种羞愧？这种感觉在哪里最
　　　　强烈？

尼　克：我觉得胸口发紧，我感觉无法呼吸。我必须解释一下。

治疗师：你是不是感觉有件事很紧急，好像自己做了坏事，必须马上去
　　　　弥补一下？

尼　克：是的。我什么都做不好。

治疗师：让我们与你胸部的感受待在一起，你愿意向所有体验开放，为它们腾出一些空间吗？

尼　克：（沉重地呼吸）

治疗师：把手放在感觉最强烈的地方，也就是你的胸口，深吸一口气，让这种体验存在。阿格尼丝非常失望，她感到难堪和失望，现在你有什么感觉？

尼　克：（哭）我很害怕，我会一直让她失望，她会离开我。

治疗师：你觉得失望意味着抛弃，因此你感觉很害怕？

尼　克：是的，我感觉自己每时每刻都会做错事，她可能随时结束这段关系，都是我的错。

治疗师：这种恐惧的感受现在处于你身体的什么地方？

尼　克：在我的喉咙里，我感觉无法吸入空气，我的喉咙发紧。

治疗师：喉咙里发生了什么，是什么感觉？如果我也想在我的喉咙里体会到这种感觉，它具体是什么样的？

尼　克：好像有什么东西卡在里面。

治疗师：就像有个东西卡在喉咙里？

尼　克：是的。就好像喉咙里有东西长出来，而且在变大，压制着我的呼吸。

治疗师：当你因为害怕这段关系结束而产生恐惧，并且在喉咙中感受到了这种感觉，你是不是就在这个时刻，会产生为自己解释和辩护的冲动？

尼　克：是的。

治疗师：当你有这种感觉时，你很难听到她表达自己的失望？

尼　克：是的，我感到恐慌，我需要做一些事情来挽回。

治疗师：让我们回到你喉咙里的体验。你可以再具体描述一下，帮助我理解这是什么感觉吗？是有什么东西在膨胀吗？膨胀的速度有多快？它现在有多大？用你的手比划一下。

尼　克：（手比划出形状）它就在我的喉咙里，它很大，能塞满我的整个喉咙。

治疗师：它在动吗？

尼　克：感觉就像一个真空泵，吸走了我所有的空气。

治疗师：多描述一下这种感觉吧。

尼　克：感觉很热，它让我很难呼吸。

治疗师：这个真空泵吸走空气的速度有多快？深呼吸，感受它，好奇地
　　　　体会真空泵在你喉咙里的感觉。

尼　克：现在它放慢速度了。

治疗师：你的呼吸不那么紧促了？

尼　克：是的，它变小了一点。

治疗师：现在你的羞愧 / 自己不够好的感觉如何？

尼　克：缓和了一些，没有那么痛苦了。

治疗师：好的。现在让阿格尼丝继续表达她的失望，你要留意喉咙里的
　　　　感觉变得强烈，或其他的感觉或情绪出现的时刻。这样做能让
　　　　你更靠近被认同和支持的价值，你愿意这样做吗？

尼　克：当然。

治疗师：我要请阿格尼丝继续表达她的感受和需求，你要留意出现的为
　　　　自己解释或辩护的冲动，尝试觉察到身体中羞愧和觉得自己不
　　　　够好的体验，能否为这种体验腾出空间，对阿格尼丝的感受进
　　　　行回应和反馈。

尼　克：好的。

治疗师：你关注这种感受，允许它存在。你不需要为自己辩护和解释。
　　　　你可以拥有这种感觉，仅仅观察它，不必用旧的 SCB 来回
　　　　避它。

　　治疗师进行情绪暴露时，会发现多个图式可能同时出现。在这个例子
中，尼克的失败图式先被触发，然后随着暴露程度的深入，遗弃图式和缺
陷图式也出现了。

治疗师在对伴侣进行情绪暴露时，如果发现伴侣中有一方的图式被触发或采取了 SCB，就需要停止双方的互动，立刻针对图式被触发的一方开始进行情绪暴露。虽然伴侣会有强烈的冲动采取旧的 SCB，但治疗师要坚定地让伴侣双方跳出会谈内容，进入当下的情绪体验。治疗师要让伴侣进行认知解离，并帮助伴侣回到当下，对情绪体验进行表述。当图式想法出现时，让他们给这些想法贴上标签（如"我有一个判断性的想法"），并把注意力带回情绪体验中。

伴侣双方可能没有意识到他们正在采取 SCB，这时治疗师必须继续引导图式被触发的一方回到当下，用非评判性的言语描述和标记这一体验，并让观察方注意自己的体验，并保持当下。关键是让伴侣双方用非评判性的态度、带着爱和善意来体验对方的痛苦。

总而言之，情绪暴露是让伴侣体验被回避的情绪，帮助他们构建了一座桥梁，让他们能跨越图式影响的障碍。图式痛苦已经被伴侣体验和接纳了，因此不会再阻碍伴侣进行基于价值的沟通了。

第8章
价值行动的技能障碍

***

伴侣双方掌握了如何解离图式想法、面对图式情绪的相关知识之后，就可以开始学习一些具体技能，以便于在关系中进行有效沟通。即使伴侣已经澄清了自己的价值，并找到了处理内在障碍的方法，但他们依然需要学习解决问题和冲突的技能。本章将介绍五种关键的沟通技能，这些技能能帮助伴侣以有效、无伤害的方式来应对冲突：

- 倾听
- 表达主张
- 协商
- 暂停
- 欣赏

伴侣要进行有效沟通，首先需要学会用明确的语言表达自己的感受和需求，其次是要积极地倾听和确认对方的想法。本章接下来的内容会帮助伴侣提高协商技能，并让他们学会在伴侣情绪激动的时候及时暂停，最后也会提供具体的方法来帮助伴侣表达欣赏。

要介绍的方法分为两个部分，本章是第一部分，主要帮助治疗师为伴侣提供基于价值且能呼应双方需求的解决方案，并在治疗中对沟通技能进行整合。第 9 章会介绍第二部分，主要内容包括回顾过去一周的触发事件，并确定 SCB 的替代行为。

图式和与之对应的技能缺失

在介绍五种关键的沟通技巧之前，让我们先了解一下具有特定图式的人通常会缺失哪些相关技巧。如果治疗师对伴侣双方的图式非常了解，就会更容易确定他们应该重点培养和提高哪些技巧。

- **遗弃/不稳定图式：** 在遗弃/不稳定图式上得分较高的人，可能难以在关系中主动提出暂停或承受暂停时刻，特别是在双方产生冲突的情况下，他们很难接受双方要有独处的空间和时间。他们可能会用无效的，比如责备、内疚、批评或威胁等表达方式解决冲突。
- **不信任/虐待图式：** 具有此图式的人很难与他人设置和维持界限，因此他们很难接受暂停。他们的怀疑可能会成为一种障碍，阻止他们积极倾听并在关系中感激和回报对方。有这种图式的人害怕表达自己的脆弱，只有在需要帮助时才会表达自己的感受和需求。
- **情感剥夺图式：** 在该图式上得分较高的伴侣很难提出请求和表达需求。他们会在两种状态中摇摆不定：要么压抑需求和不寻求帮助，要么提出过分且紧急的要求并进行威胁。他们倾向于压抑自己的感情和需求，直到无法忍受这种被剥夺的体验，就开始强迫伴侣满足他们的需求。
- **缺陷/羞耻图式：** 坚信自己有缺陷的伴侣通常很难表现出脆弱或分享自己的恐惧、受伤和不安全感。他们对自己的感受和需求闭口不谈，试图通过这种方式隐藏缺陷，他们害怕在人前显露，因此往往讳莫如深，从不表达个人情感。有这种图式的人可能缺失反思性倾听和确认（对方意图）的技能，因为他们往往会被伴侣的反馈或消极情绪触发，然后用过度解释或退缩的方式来保护自己，不去回应伴侣的感受和需求。

- **社会孤立/疏离图式：** 具有该图式的人有一种与他人格格不入的感觉，即使身处亲密关系中也常常感到孤独。因此，他们很难感受到伴侣的不同体验，也很难对伴侣表达感激，因为他们甚至不确定自己与伴侣是否合得来。这种矛盾心理会阻碍他们表达感受和感激之情，以及表现出自己的脆弱。

- **依赖图式：** 拥有依赖图式的伴侣往往很难接受别人对他说"不"。他们会要求而不是请求他人，并且在冲突期间难以承受暂停的时刻。反过来讲，那些被依赖的人可能难以坚持自己的观点，对别人说"不"，也难以与他人协商自己的需求和愿望。

- **失败图式：** 具有该图式的人通常难以接受伴侣的反馈以及确认伴侣的感受和需求。当伴侣想要什么东西时，他会认为这证明自己失败了、做错了事情或者自己不够好，于是用防御性的方式回应。协商对他来说非常困难，是因为他很难承认对方的需求是合理的。

- **特权/自大图式：** 在特权/自大图式上得分较高的人，往往难以公平协商和认同伴侣的需求。他们经常贬低或无视伴侣的渴望，只专注于维护自己的渴望。他们在协商时很难合作，也不觉得有义务妥协。他们很难接受他人设置的界限、无法接受他人的拒绝、无法理解伴侣的情绪。有特权图式的人需要学习反思性倾听、换位思考和协商的技巧。若某人的伴侣具有这种图式，这个人也需要学习表达自我主张和协商的技巧。

- **自我牺牲/屈从图式：** 在屈从图式上得分较高的人可能难以识别自己当下的需求和感受。他们往往是被动的，甚至可能对他人的越界毫无察觉。他们通常觉得满足伴侣的需求是自己的义务，如果没有做到就会感到内疚，因此很难提出请求、拒绝别人、告知后果、设定界限。但他们可能因为自己的顺从产生怨恨，并以无效的方式表达愤怒。

- **苛刻标准图式：** 在完美主义方面得分高的人往往很难与他人协商，特别是在头脑风暴、确定替代（折中）解决方案的时候，他们一旦确定了理想情况就很难变通。苛刻标准图式会妨碍他们表达感激（因为他们觉得什么都不够好）、理解并认同伴侣的挣扎、对伴侣的积极改变给予肯定。

倾听

倾听是一项重要的技能，可以帮助伴侣更好地理解彼此的体验，建立共情。当伴侣能以真正好奇和开放的态度倾听对方时，他们就能更好地理解对方，并满足对方的需求。磨炼倾听技巧，有助于增强伴侣之间的亲密感，提高他们对关系的满意度。

倾听者需要积极地倾听诉说者，同时对正在诉说的伴侣表达共情和认可。倾听者要能听到对方的感受和潜在需求，并向对方反馈自己的理解。倾听者可以转述自己听到的话，重述诉说者的感受和需求，而无须对对方的体验进行评判或者承担责任。倾听的重点不在于理性地解读和理解，而在于建立共情和情感连接。

这一技巧的关键是要带着真正的好奇心去倾听。积极倾听意味着理解诉说者的全部体验，包括他／她的想法、感受和需求。伴侣相处遇到麻烦，通常是因为他们陷入了自我防御，或者在了解事情全貌之前就得出了结论。他们可能会用战略性的措施阻碍倾听，从而避免图式痛苦。

共情倾听的障碍

下面是共情倾听的 10 个常见障碍（见附录 D）。这 10 种行为策略之所以会成为有效倾听的障碍，是因为它们都试图忽略、简化或干预诉说者的体验，并且会阻碍倾听者完全理解和认同诉说者的观点。

- **解释**（explaining）。当伴侣开始找各种原因和借口，解释错不在己的时候，他们其实是在为自己的行为辩护、过度解释或为当时的情况辩解。这些防御策略只会弱化诉说者感受和需求的重要性。解释的具体例子有"我不能给你打电话是因为……""我尽力按时出现了，但是……""我不知道这个活动对你来说这么重要"。

- **安慰**（reassuring）。这一策略指的是用安慰或安抚对方的行为取代倾听，其目的是让情况好转，减少双方的痛苦，但实质上是对伴侣情绪反应的贬低或轻视。具体例子有"我真的关心你""这不是你的错""你的老板不会解雇你""没什么好担心的""一切都会好的"。

- **质问**（interrogating）。如果倾听者更关心事情的真相，坚持站在自己的角度理解问题，而不去理解诉说者的观点，他／她的质问行为就会成为倾听的障碍。采取质问策略的伴侣会问很多问题，试图抛弃情感进行理性推断，具体例子有："你希望我什么时候给你打电话？""为什么你把老板的看法看得这么重要？""你为什么要在乎你哥哥来不来吃饭？""为什么我们做每件事都要准时？"

- **解决问题**（problem solving）。解决问题是一种有益的行为，但是需要在伴侣感觉自己被很好地倾听和理解之后，开始解决问题才真正有效。倾听者过早开始解决问题，往往是为了避免陷入诉说者的情绪中。如果倾听者过早进入提出建议或解决问题的阶段，重点就不再是倾听诉说者的想法和需求，因此解决问题在这时成了倾听的障碍。具体的例子有"你不应该让你的老板那样对你说话""你应该告诉珍妮，这不关她的事""我们可以告诉你妈妈，她下周可以照看孩子"。

- **顺从**（placating）。倾听者如果对于伴侣讲的所有事情都表示同意，并没有认真倾听，他／她就在采取顺从的策略。比起倾听和理解，他们更专注于取悦诉说者，让事件平息，或者避免冲突。他们采取承担责任、道歉或顺从的策略，只是为了结束谈话，这样的行为会阻碍伴侣之间真正的理解。

- **打岔**（derailing）。打岔的行为通常会发生在冲突中，具体表现为改变话题或将谈话引向另一个方向。打岔会成为倾听的障碍，因为它会让谈话朝着与诉说者意图不同的方向发展，打断诉说者的思路和表达内容。

- **纠错**（correcting）。这一行为指的是倾听者把谈话的重点放在让诉说者对事情的叙述"准确"和纠正细节上，而不是理解伴侣的体验。具体的例子有"我是在 5:15 给你的打电话，不是 5:25""这件事发生在周二晚上，而不是周五"。这往往让诉说者感到困惑和分心，会让他／她认为自己的情绪反应没有得到认同。

- **评判**（judging）。这个行为指的是倾听者对诉说者进行全面评估，并以此作为不听完事情全貌的理由。具体的例子有"你对什么都不满意""你太自私了""你太敏感了"。如果伴侣只对诉说者的部分表达内容进行回应，只是因为这部分内容能验证自己的想法，那么他／她们也在采用评判的策略。

- **认同**（identifying）。这种行为具体表现为倾听者将诉说者的表述与自己联系起来，并开始讲述自己的经历和体验。具体的例子有"去年我生日那天你抛弃了我，我的感觉和你一模一样""那你叫我混蛋那次呢？""我妈妈也打扰了我们的关系"。谈话的重点会因此转向倾听者关心的问题，而不是诉说者想要表达的内容。

- **读心**（mind reading）。这种行为具体表现为倾听者只对他们认为诉说者的意图而不是诉说者实际的表达内容做反应。他们致力于推断诉说者"真正的意思"或者对方的隐藏动机。

治疗师可以直接解决这些障碍，即对倾听者的这些行为叫停，并指导倾听不到位的倾听者对诉说者的感受和需求进行反馈。你可以直接指出倾听者的障碍行为，并让他／她进行反思。比如说："乔，你正在给希瑟提出与老板相处的建议，但你是否愿意先对希瑟表达的一些感受和需求进行反馈呢？"

治疗师也可以使用解离和正念，处理阻碍反思性倾听的图式想法和情绪。治疗师要注意不要让伴侣相互指责，而是要让他们把注意力放在谈话中表达的感受和潜在需求上。伴侣与缓解对方痛苦的责任解绑之后，才能意识到只需对自己的感受、需要、意图和行为承担全部责任。在这一基础上，伴侣才能真正理解彼此的体验并建立共情。

倾听伴侣的关键技巧

以下基本倾听技巧能帮助伴侣克服前文所述的倾听障碍：

- **意译**（paraphrasing）。意译是指倾听者用自己的语言反映和总结诉说者表达的内容，倾听者总结自己的理解。倾听者可以借助"关系中的感受清单"和"关系中的需求清单"更清晰地表达出说话者的体验，让诉说者感到被理解。

- **确认**（confirming）。确认是指澄清诉说者表达的意思是否被正确理解。倾听者在总结了诉说者的要点之后，可以提出问题，以确认诉说者被正确理解。比如可以问"这样说对吗？……还有别的吗？"。倾听者一定要与诉说者确认之后再给予反馈。

- **确证**（validating）。确证比意译更重要。倾听者需要理解诉说者的图式和体验，肯定并认同诉说者的反应。倾听者需要表达出自己的共情和认可，可以做出如下陈述："人处于新环境都难免会恐惧，所以我理解你当时为什么害怕，而且你母亲是一个善变的人"，"我理解你在我外出工作时为什么感到孤独，因为你爸爸曾经总是忙于工作，忽略了你"。这些陈述能告诉诉说者他 / 她的反应是合理的，是可以理解的。

- **回应（responding）**。一旦倾听者听到并理解了诉说者要传达的信息，他 / 她就可以做出回应并给出反馈。反馈包括倾听者的想法和感受，但要尽可能用不带评判的方式表达出来。诉说者感到自己被倾听和理解之后，伴侣就可以互换角色，让诉说者成为下一个倾听者。

表达主张

表达主张是实现有效沟通的关键技能。伴侣学会有效地表达自己之后，倾听者就能更好地听到和理解对方的体验。这一技能分为 3 个步骤：观察、陈述感受、表达潜在需求。伴侣中的诉说者进行这些步骤时，倾听者在解决问题之前要使用上面介绍的倾听技巧来理解诉说者的体验。下面的指导教程会具体介绍这 3 个步骤，教程之后是重要的讲义，讲义能帮助伴侣识别感受和需要，并讨论需要和欲望之间的区别。这项技能可以简单总结为提出请求和设定界限。

表达主张的指导教程

表达主张可以分 3 个步骤进行：

第一步：观察

诉说者需要确保自己用事实和观察来描述触发的事件。他 / 她观察到了什么？在这一情境中实际发生了什么？伴侣说了什么或做了什么？这一步的关键是诉说者需要以不加评判的方式说出自己观察到的内容。观察与评判不同，前者是陈述事实，没有评价。后者存在预设，会在陈述中添加评价和道德评判。观察和描述的对象是可以检验的客观事实，而判断和评价反映的则是人们的主观看法。

评判和观察很容易混淆。因为大脑会欺骗我们，让我们相信自己的评判是对事情的真实描述。例如，"这把椅子很舒服"就是一种对椅子的评判，而非对椅子的客观描述；说一把椅子很高也是一种评判。说这把椅子是木头做的，或者它是黑色的，这两种说法才是观察的例子，因为这是对椅子的客观描述。大脑经常会出现对伴侣的评判，却总是把评判伪装成事实或描述。评判可能会让他人产生抵触情绪，阻碍有效的倾听和沟通，所以治疗师要在治疗中识别伴侣的评判，并帮助伴侣双方将评判转化为观察。

伴侣要把行为与人分开。治疗师要让伴侣避免用类似贴标签的表述，比如"你很自私""你很懒""你太敏感""你很残忍"。治疗师要建议他们用事实来描述对自己造成伤害的行为。攻击伴侣的人格，而不是对他／她的具体行为给出反馈，会让伴侣处于防御状态。

第二步：陈述感受

接下来，诉说者陈述需求未被满足产生的感受。伴侣可以用简单的标签来描述自己的情绪（可参考"关系中需求未得到满足时的感受清单"和"关系中需求得到满足时的感受清单"，见本章后续内容及附录 D）。在表达情绪时，诉说者的陈述要用"我"而不是"你"来开头。以"我"开头的陈述不会有指责的意味，责任只在于诉说者。而以"你"开头的陈述有指责他人的感觉，暗示对方是造成问题的原因。后者会让倾听者觉得自己有责任解决诉说者的情绪，而忽略自己对对方确证的任务。例如，与其说"你让我生气了"，不如说"我感到孤独"。

小心把评判伪装成感受。有些体验比如"我感觉被拒绝了""我感觉被操纵了""我感觉被抛弃了"并不是感受；相反，这是对伴侣意图和行为的评判。以"我感觉"开头的陈述，后面可能会跟着"你……""好像……""这件事……""因为……"，这样的陈述通常并不是在描述实际的感受。为了避免把伪装的评判当作感受，伴侣在练习陈述感受的时候，可以参考本章中的"关系中需求未得到满足时的感受清单""关系中需求得到满足时的感受清单"和"虚假感受清单"。

第三步：表达需求

所有负性情绪的背后隐藏着未被满足的需求。如果伴侣很难确定自己的需求，可以参考本章后面的"关系中的需求清单"。当人们描述诸如伤害、恐惧或羞愧等负性情绪时，其实意味着有一种潜在的需求导致他们痛苦。人们使用令人反感的策略来表达自己的感受，其实是一种绝望的、缺乏技巧的尝试，他们真正的意图是想让自己的需求得到满足。

治疗师可以将评判"翻译"为"渴望"，帮助诉说者客观描述自己的需求，而不是表达批评。比如伴侣说"你太冷漠了"，治疗师可以把这句话翻译为他需要温暖和理解；如果伴侣说"你太挑剔了"，治疗师可以把这句话翻译成他需要接纳和支持；如果伴侣说"你是个骗子"，治疗师可以把这句话翻译为他想在这段关系中得到真诚和信任。在伴侣中表达的一方完成了这 3 个步骤之后，另一方作为倾听者要用前面介绍的倾听技巧去理解对方。诉说者感到自己被理解之后，伴侣双方就可以决定接下来是要提出请求、进行问题解决，还是协商。在伴侣双方进入问题解决的步骤之前，治疗师必须确保他们获得了确证和理解。

关系中需求未得到满足时的感受清单

害怕	抑郁	无力	孤独	震撼
激怒	丧失信心	疯狂	向往	怀疑
激动	绝望	劳累	失落	惊愕
痛苦	沮丧	惊吓	忧郁	压力过大
警觉	无动于衷	懊恼	悲惨	陷入困境
疏远	摧毁	狂怒	不信任	惊讶
冷漠无情	心乱如麻	悲哀	羞愧难当	多疑
矛盾	不安	悲伤	哀伤	紧绷
生气	断绝联系	警惕	焦灼	极度惊恐
极度痛苦	泄气	愧疚	麻木	疲乏
厌恶	不满	心碎	义愤填膺	撕心裂肺

烦恼	恶心	沉重	不堪重负	困扰
焦虑	灰心	无助	惊恐	混乱
冷淡	恐慌	犹豫	困惑	动荡
憎恶	不悦	无望	烦躁不安	不确定
忐忑不安	疏离	惊骇	消极	不舒服
羞愧	心烦意乱	有敌意	吓呆	不自在
茫然失措	心急如焚	受伤	无能为力	不感兴趣
击败	忧心	不耐烦	迷惑	惊恐万分
悲痛	忐忑	漠不关心	慌乱	不放心
困惑不解	疑虑重重	愤懑	遗憾	脆弱
无聊	精力不足	压抑	悔恨	谨慎
精疲力竭	畏惧	没有安全感	格格不入	虚弱
阴冷	紧张	恼怒	被击垮	疲顿
关心	尴尬	急躁	憎恨	退缩
冲突	愤怒	易怒	缄默	疲惫不堪
困惑	嫉妒	孤立	顺从	忧虑
蔑视	气急败坏	嫉恨	坐立难安	可怜
暴躁	筋疲力尽	心神不宁	悲哀	渴望
茫然	疲惫不堪	猜疑	恐惧	受挫
受挫	烦躁不安	昏昏欲睡	难为情	
情绪低落	困惑无措	无精打采	敏感	
枯竭	惊慌失措	暴怒	战栗	

关系中需求得到满足时的感受清单

专注	欣喜若狂	感兴趣	精神振作
深情	兴高采烈	充满好奇	恢复
敏捷	充满力量	精力充沛	安全

惊奇	受到鼓舞	忙碌	如意
好笑	活力十足	愉悦	安稳
感激	有参与感	富有生机	安静
兴致盎然	着迷	受到关爱	性感
惊讶	充满热情	平和	傻得可爱
惊叹	狂喜	感动	受到激励
幸福	平静	开放	惊讶
平静	兴奋	坦诚	同情
被爱意环绕	振奋	乐观	温柔的
兴奋	期待	激情	感恩
清醒	精力旺盛	安宁	激动
舒适	入迷	好玩	触动
慈悲	满足	称心	宁静
自信	开心	自豪	信任
满意	感谢	提起精神	活力四射
好奇	快乐	恢复活力	温暖
高兴	充满希望	放松	
热切	受到鼓励	宽慰	

虚假感受清单

这些是常见的评判，经常被混淆为感受。

被遗弃	被误解
被虐待	不被重视
被攻击	被不屑对待
被贬低	被挑衅
被背叛	被拒绝
被欺负	被视为理所当然

被欺骗	被威胁
被逼入绝境	被愚弄
被批评	不被欣赏
被看轻	不被关心
被忽略	不被倾听
被无视	不被看重
被忽视	不被爱
无能为力	不被看见
能力不足	不被支持
被侮辱	不被需要
被恐吓	被利用
不被认可	被侵犯
被支配	被冤枉
被轻视	

关系中的需求清单

安全感	**连接**	**自我表达**
平衡	被爱	真实
慈悲	关注	清晰
始终如一	觉察	创造力
可预测	有归属感	有趣
临在	一起庆祝	诚实
隐私	亲密	幽默
可靠	沟通	灵感
尊重／自尊	共同体	正直
休息	陪伴	激情
安稳	同理	性欲望

稳定	指导	公开透明
感动	和谐	
信任	包容	**面对现实限制**
	亲昵	考虑
自我价值	爱意	贡献
接纳	培养	合作
感激	支持	公平
挑战	温柔	为彼此考虑
被认可	理解	参与
平等	温暖	互惠
成长		
希望	**自由意志**	
有意义	冒险	
赞美	选择	
进步	探索	
有目标	自由	
安慰	独立	
了解和被了解	有自我空间	
被重视	自发	
看到他人和被他人看到	激励	
被认可		

潜在的需求和欲望

根据非暴力沟通的观点，行为背后的驱动力是我们寻求满足的潜在需求。这些潜在需求都是人们在人际关系中普遍渴望被满足的需求。帮助伴侣区分"想要"（请求）和"需求"非常重要，因为即使在"想要"和"需求"存在冲突的情况下，需求也可能被满足。

想要是我们为了满足某种需求而希望伴侣做出的具体行为。比如，伴侣中的一方需要支持，并希望对方陪自己去看病或帮助选择治疗方案。当我们想从伴侣那里得到什么时，我们会提出一个明确的请求（将在下一节中介绍）。需求反映了潜在的渴望，每个想要都是为了满足更大的需求而提出的具体要求。

明确需求有助于伴侣通过协商达成双赢。这一步骤需要双方伴侣都理解对方的潜在需求。理解对方的需求可以促进协商过程，因为伴侣的潜在需求很少有冲突，有很多不同方式可以满足，所以可以提供利益共同点，建立协商基础。伴侣如果卷入想要或者请求中，协商就必然无法两全，有输有赢，一方的需求能得到满足而另一方不能，但如果治疗师帮助伴侣明确了自己的潜在需求，他们会发现其实大部分情况下双方可以达成共识。虽然达成的共识可能与最初的请求不同，但双方的潜在需求依然可以得到满足。

例如，伴侣 A 想去参加朋友的生日聚会，而伴侣 B 想待在家里。伴侣 A 觉得自己会参加 B 重视的活动，但 B 不参加自己重视的活动。而 B 觉得 A 总是单方面做决定，制订计划时不考虑自己的需求。在探索他们的潜在需求之后，治疗师会意识到伴侣 A 的潜在需求是公平，而 B 的潜在需求是合作。明确双方需求之后，伴侣就可以开始仔细讨论参加生日派对的事情，并做出具体的决定，比如要待多久、要喝多少酒、乘什么交通工具等。

为伴侣治疗的一个关键原则是伴侣双方的需求具有同等地位。即使伴侣的需求差异较大，伴侣也要认识到双方的需求是同等重要的。比如伴侣 A 需要空间，B 需要依赖，这两个需求虽然存在明显的冲突，但依然是对等的，需要兼顾。在了解并明确"需求具有同等地位"这一原则之后，伴侣就可以讨论解决方案，探讨如何满足，或者至少满足一部分双方的潜在需求。

需求与价值是不同的。第 4 章介绍过，价值体现了我们个人希望自己采取的行动，而需求则反映了我们希望伴侣成为什么样的人。价值与我们自己的行为相关，而需求体现了我们想从他人身上得到的东西。价值可以由我们自己控制，比如无论别人是否以共情对待我们，我们都可以始终保有共情。而需求无法被我们控制，它能否被满足取决于伴侣的行为。

举个例子，如果一位伴侣的价值是"支持"，那么他可以采取以下行为接近价值，让自己成为可以给予支持的伴侣。

- 在伴侣因为工作不堪重负时予以鼓励。
- 询问伴侣对工作的感受。
- 在伴侣快到任务截止时间时多帮些忙。
- 在伴侣感到不安的时候，让伴侣意识到自身的优点。
- 在伴侣付出努力时，给予赞美并表示感谢。

如果"获得支持"是伴侣的需求，他／她可能会这样表达：

- 我需要伴侣支持我的友谊。
- 我需要伴侣支持我的事业。
- 我需要伴侣支持我的日常工作。
- 我需要伴侣在情感方面支持我。

伴侣在需要支持时，他／她可能会提出如下请求：

- 在我工作上的任务快到截止时间时，你愿意多做家务吗？
- 这周五你愿意接孩子放学吗？
- 你愿意帮我解决我和同事之间的问题吗？
- 你愿意帮我编辑一篇文章吗？
- 你愿意和我聊一聊我与朋友之间的问题吗？

提出明确的请求

伴侣提出请求，是为了满足自己的潜在需求。有效请求的内容是具体可行的行为，并且一般会正面表达，也就是陈述自己希望伴侣做到的事情，而不是自己不想要伴侣做的事情。比如"你能少花点时间和朋友在一起吗"就是一个反面表达的例子，正面的表达应该是"你愿意每周在家里待两个晚上吗"，以否定形式陈述的请求并不能让伴侣清楚地了解对方真正希望他 / 她做的事，反而会引起对抗情绪。伴侣的请求越明确、越具体，自己的需求就越有可能得到满足。

在表达感受和潜在需求之前提出请求看上去像在提要求。但如果在请求中加入对自我感受和潜在需求的描述，以及明确的目的，伴侣可能会更容易接受，更有可能用富有共情的态度进行回应。

治疗师可以让伴侣在提出请求时用以下模板，表达出完整的信息。

当_____的时候，

我感觉_____。

我需要_____。

你愿意_____吗？

举例

当我们约定在某个时间见面，你却迟到的时候，

我感觉很受伤。

我需要尊重，需要你可靠。

你愿意按我们约定的时间，在明天下午 3 点准时赴约吗？

伴侣有权利提出任何请求，而对方也有权利说不。如果提出请求的一方无法接受被对方拒绝，那他 / 她实际上是在提要求，而不是请求。被提要求的伴侣只有两个选择：服从或反抗。如要在治疗会谈中判断伴侣是在提要求还是请求，治疗师观察他 / 她被拒绝时的反应即可。如果他 / 她的反应是责备、攻击、惩罚或者让对方内疚，那么他 / 她就是在提要求。这时治疗师要明确指出他 / 她是在提要求，并让其重新提出请求。

治疗师要向伴侣强调，他们有权利选择同意或者拒绝请求。但也要提醒伴侣还可以做出以下的选择。

• 先评估伴侣是否愿意满足你的请求。

- 协商请求的条件："我愿意做A，但不愿意做B"或"在这些条件下，我才愿意做C"。

如果伴侣同意请求，治疗师要提醒提出请求的一方表达感谢；如果对方不愿意满足请求，治疗师也可以介入，继续进行协商。

通常，具有权利、自我牺牲、屈从和剥夺图式的人很难提出请求或进行公平协商。有自我牺牲／屈从图式的人很难确定自己的想要或需求，他们可能不知道自己想要什么，也不知道该请求什么。有情绪剥夺图式的人往往会将"要求"混淆为"请求"，这可能导致被剥夺的预言自我实现。也就是说，他们往往会压抑自己的情绪和需求，直到渴望变得强烈。这时，他们就会迫切希望自己的需求得到满足，并且要求会变得苛刻。这样一来，伴侣中被提要求的一方会觉得很有压力，并很可能出现抵抗情绪。

具有特权／自大图式的人很难照顾到伴侣的需求，他们会拒绝伴侣的请求，违背达成的协议。如果伴侣中有一方会习惯性地不遵守协议，治疗师可以采用"设置界限"一节介绍的技巧，帮助提出请求的一方设置界限保护自己。

设置界限

界限指的是个人设置的原则、规则和限制，保护自己免受无法忍受的行为。注意，虽然很多行为可能让人感到不适，但它们不一定都是不可容忍的。治疗师需要帮助伴侣区分这两种行为，也要让他们区分不喜欢但可容忍的行为与不可容忍且长远来看不可行的行为。

比如一个人可能不喜欢他／她的伴侣看电视太久、行为邋遢，或者吃垃圾食品。但这些行为可能无伤大雅，并非关系危机的主要诱因。如果行为只是令人不舒服，但尚可容忍，伴侣可以协商彼此愿意改变和想要坚持的行为。如果伴侣不愿意改变自己的行为，提出请求的一方可以选择：

1. 接受并容忍该行为，不再试图改变该行为。
2. 认定该行为无法容忍，并改变对该行为的应对方式以保护自己。
3. 认定该行为无法容忍，并结束这段关系。

4.认定该行为可容忍或无法容忍（不管如何认定此行为），继续留在关系中，并使用旧有方法应对，做出无效的努力试图改变该行为。

如果伴侣选择第四种做法，治疗师可以帮助他们评估这些策略的长期成本，以及从成本角度看这些战略是否可行。

如果无法容忍的行为，比如过度酗酒、不良习惯、欺骗、撒谎或身体暴力，在做出承诺、签订协议之后依旧会出现，就需要更坚定地设置界限。当然这还需要对关系本身的有用性进行探索。治疗师要帮助伴侣设置更严格的界限，这个过程包括确定问题（无法容忍的行为）、明确后果（如果无法容忍的行为再次发生，具体该如何处理）以及长久计划（如何基于后果持续执行）。

用语言表达情绪和需求只是设置界限的一部分，明确后果并持续执行计划很有必要。但通常伴侣无法用语言准确表达自己的界限，因为他们会陷入这样一个想法：如果他们能让对方真正理解问题行为的影响，他们就可以说服伴侣改变，所以他们往往会采取过度解释和说服对方的策略。但这些策略通常不是一种有效的设定界限的方法，还可能被视为唠叨。

治疗师要向伴侣说明，界限是自由选择的，不需要解释、证明、确认或理解。但伴侣有责任确定界限（什么是可容忍和不可容忍的），澄清界限，并执行后果。

治疗师可以让伴侣在设置自我保护／自我关怀的界限时用以下模板（前面所述完整信息模板的延伸）。

当_____的时候，

我感觉_____。

我需要_____。

如果你_____（问题行为）。

为了保护自己，我会_____（你具体的自我关怀行为）。

如果你继续这样做，我会_____。

举例

当我们约定在某个时间见面，你却迟到的时候，_____

我觉得很受伤。

我需要你尊重我的时间。

如果你再迟到，我只会多等你 15 分钟。如果你继续迟到，我们就在家里见面，我在家可以做其他事情。

另一个例子：当你在和谁在一起的问题上对我撒谎的时候，我感觉很害怕、很无助。我需要你诚实地告诉我，你在做什么以及和谁在一起。如果你再对你的行为撒谎，我就搬出去住。

人们常常会误以为明确后果和设置界限，是为了实施报复或威胁。设置界限与报复的区别在于前者明确表达了后果，而且另一方有避免这种后果的机会。威胁或明确后果的区别在于，明确后果的执行方式和设置目的不同，明确后果并不是为了惩罚伴侣，给他／她个教训，或让他／她感觉糟糕。设置建设性的明确后果的目的始终是保护自己，让自己感到安全。

下面明确后果与威胁的讲义可以帮助伴侣理解这一区别（见附录 D）。

明确后果与威胁

明确后果	惩罚和威胁
平静的语气	愤怒的语气
因果平衡，设定一致的限制	不始终如一、可随意更改的后果是一种威胁
事先明确说明了界限	未提前说明界限
富有共情但立场坚定	处于敌对立场
目的是保护自己、让自己感到安全	目的是改变或控制伴侣
提供选择（例如，你可以选择在约定的时间和我一起吃饭，也可以选择迟到超过 15 分钟后单独用餐）	不提供选择，不想被拒绝
提供划定界限的理由	理由随意、武断，可能与问题无关
与问题行为有逻辑上的联系	与问题行为没有逻辑上的联系，或与问题行为毫不相关

协商

治疗师可以使用本节介绍的协商技巧，帮助那些存在冲突的伴侣达成公平协议。这些技巧至关重要，因为它们可以将任何冲突转化为促成积极改变的机会。

一些人非常擅长协商，他们能清楚地说出自己的主张，并能够为自己辩护。但也有人难以表达自己的需求，也不清楚自己在特定情况下究竟想要什么。具体来说，具有自我牺牲／屈从图式的人往往难以明确自己的需求和想要的理想结果。具有遗弃图式的人因为害怕被拒绝，也难以明确表达需求和进行协商。相反，具有特权／自大图式的人通常非常清楚自己想要的理想结果，但很难公平协商和考虑到伴侣的需求。具有情感剥夺图式的人有时不能为自己的需求辩护，有时会采取强硬的协商策略并提出苛刻要求来争取自己的需求，这两种做法都可能加重情感剥夺的感受。

治疗师在和伴侣练习协商技巧时，要鼓励他们在治疗会谈外继续用这些技巧，特别是当他们的利益相左或想达成合作共识的时候。伴侣在会谈外练习协商技巧时，需要填写"共同利益工作表"（见附录 D），做好提前准备，以便进行有效协商。

公平协商的基本原则

在伴侣进行协商之前，治疗师要澄清有效协商的基本原则。这一步骤包括确定双方的价值，并明确双方在面对冲突时希望自己采取什么样的价值行动。

有效协商的基本原则如下：

- **合作（be collaborative）**：公平协商最终要达成一个双方都接受的结果，也就是说，解决问题不要局限于某种特定方式，重点是满足彼此的需求。达成的解决方案需要合作完成，兼顾双方的需求和感受。

- **保持灵活（stay flexible）**：保持灵活意味着不要抓住预先设想的解决方案不放，要乐于接纳新的想法和意料之外的解决方案。伴侣要对彼此的观点感到好奇，这样才能保持开放的态度，找到创造性的解决方案。当伴侣双方始终采取灵活的视角时，他们就不会那么在意输赢，会更在意通过公平协商找到解决方案。
- **不使用卑鄙的伎俩（no dirty tactics）**：禁止伴侣贴标签、攻击、设置陷阱让对方感到内疚或轻视对方的需求和感受。
- **保持共情（stay empathic）**：伴侣要站在对方的角度思考，试着深入了解对方的潜在需求和兴趣。
- **倾听（listen）**：采用积极的倾听技巧，包括意译、确认、确证和做出回应。

协商的五个阶段

伴侣协商有五个阶段：讨论、探索、确认、提议和解决。当你看到伴侣利益相左，需要解决问题，或需要做出决定时，就可以启动协商过程。在本节中，我们将与阿曼达和鲍勃这对伴侣一起经历协商过程。阿曼达想在圣诞节期间与家人在一起，但她的家人和她住在不同的州，因此，如果按照阿曼达的想法，她和鲍勃要花一大笔交通费。然而鲍勃宁愿把这笔钱用于两人的圣诞假期。

第一阶段：讨论

在讨论阶段，治疗师要让伴侣双方陈述冲突事件和各自的立场。伴侣要轮流讨论自己对这一冲突的看法。比如鲍勃可能会（对阿曼达）说："过去三年我们都是和你的家人一起过圣诞节，我们两个一直没有时间和钱去度假。今年我更希望我们能去度假，而不是探亲访友。"

在鲍勃说完这句话后，治疗师要鼓励伴侣双方分享自己的感受和需求，鲍勃可以这样说："我感觉工作压力很大，让我不堪重负。我需要休息。"在双方都清楚各自的观点后，伴侣双方将正式进入讨论阶段，使用本章前面提到的完整信息模板，了解当时的情况，确认感受和潜在需求。讨论过程需要包括以下四个要素：

- **当时的情况**。讨论过程要从描述当时的情况开始，要包括这件事情的所有情况和伴侣双方的观点。"我家人邀请我们和他们一起过圣诞节，而鲍勃更希望去度假。"
- **感受**。接下来，治疗师让伴侣描述这件事情带来的感受。"我感到左右为难，因为和鲍勃一起与家人共度圣诞节对我很重要……不和家人过圣诞节或不和鲍勃过圣诞节，我都会感到内疚……我感觉很沮丧，因为鲍勃更想度假……我想念我的家人。"
- **需求和价值**。治疗师让伴侣表达与这种情况相关的需求和价值。"我需要鲍勃具有合作和团队精神……我需要保持家庭联系……我需要和鲍勃团结协作。"
- **理想结果（想要）**。最后，让伴侣用理想结果（他们最渴望的解决方案）的形式描述自己的利益和想要"在圣诞节看望我的父母，与我的兄弟、朋友还有鲍勃一起共度假期"。

第二阶段：探索

在探索阶段，伴侣要明确共同利益和价值，并在此基础上探索可能的解决方案，而不是坚持冲突的立场疏远彼此。当伴侣真正理解了彼此利益背后的价值和需求，他们就更有可能提出兼顾双方需求的解决方案。明确潜在需求和价值可以让伴侣的视角变得灵活，认识到满足某个需求有多种方法，有助于达成双赢的解决方案。

伴侣可以填写以下"共同利益工作表"（见附录 D），并在会谈中进行讨论。治疗师要提醒伴侣对彼此的潜在需求和价值保持好奇，认同彼此利益的重要性，比起需求的矛盾之处，要更关注潜在的共同点。

共同利益工作表

我的利益	我的价值和需求	伴侣的利益	伴侣的价值和需求	共同的利益、价值和需求

　　在第一列，伴侣要列出自己在具体事件中的理想需求，包括自己想要的行动和结果，不用考虑对方的意愿。

　　在第二列，伴侣要列出自己的需求和价值。需求包括伴侣看重的事情以及利益背后的驱动因素。价值可能是具体的追求，如尊重、公平、与家庭亲近、自主、独立等，也可能涉及不同的价值领域，如教育、亲子关系（做负责任的父母）、健康、社会关系（维持友谊）、个人追求（发展事业）。

　　在第三列、第四列，伴侣要填写对方的利益、价值和需求，写下自己认为适用于伴侣的内容，然后讨论它们。

　　在第五列，伴侣要列出双方共同的利益、价值和需求。这一列的内容很关键，能帮助伴侣基于共同点提出解决冲突的方案。

阿曼达的共同利益工作表示例

我的利益	我的价值和需求	伴侣的利益	伴侣的价值和需求	共同的利益、价值和需求
与家人和鲍勃共度圣诞节	公平、亲近家人、庆祝、归属感	度假	与家人共享时光，和平、公平、自发性	亲密、与家人共享时光

第三阶段：确认

在确认阶段，伴侣确定共同的利益之后要分3个等级列出解决方案：理想状态、可接受、不可接受。治疗师可以让伴侣回答以下问题来进行探索：

- 理想状态是什么？伴侣要用具体、简明的语言表述自己的理想解决方案。
- 可接受的方案是什么？伴侣要在回答中说明双方都能容忍的情况。提出的方案可能并不是理想状态，但伴侣双方都可以接受。而且这个问题的回答应该是最多的，伴侣双方要尽量提供更多选择，作为可接受的解决方案。
- 不可接受的方案是什么？伴侣要分别说明无法接受和无法容忍的结果。

举例

理想的结果："我、鲍勃和家人一起过圣诞节。"

可接受的结果："鲍勃在平安夜和圣诞节当天和我及家人一起度过，其他时间休假。或者鲍勃和我及家人一起过圣诞节，在感恩节假期我们一起度假。或者鲍勃今年和我的家人一起过圣诞节，下一个圣诞假期我们一起度假。"

不可接受的结果："鲍勃不和我及家人一起过圣诞节。"

第四阶段：提议

在提议阶段，治疗师让伴侣提出可能的解决方案，伴侣需要利用收集的信息，从共同利益出发，兼顾双方理想、可接受和不可接受的结果。如果伴侣无法提出解决方案，进度停滞不前，治疗师可以让他们进行头脑风暴。

通过头脑风暴，伴侣会列出一长串可能的解决方案。治疗师要提醒伴侣对所有提议保持开放和接纳的心态，一个问题会有多种方案。以下是头脑风暴的注意事项：

- **不做评判**。写下出现的每一个想法。写的时候要不假思索，不做评判。
- **越多越好**。伴侣写下的想法越多，清单越长，就更有可能找到令人满意的解决方案。想法越古怪、越疯狂越好。伴侣要跳出框框思考，看上去有些荒谬的想法也可以记录下来。
- **满足共同需求**。伴侣提出的解决方案要满足双方的一个共同需求或共同利益工作表中的多个需求。
- **不需承担后果**。任何一方都不会因为提议而被批评或被指责。
- **积极协作**。伴侣双方都要做出改变或付出努力，并体现在提议中。

以下是阿曼达和鲍勃的头脑风暴的结果：

- 鲍勃与阿曼达和她的家人度过这个圣诞节。
- 鲍勃一个人去度假。
- 鲍勃和阿曼达一起去度假。
- 鲍勃和阿曼达一起在家里过圣诞节。
- 除了圣诞节，鲍勃和阿曼达在所有的假期都和家人一起过。
- 鲍勃和阿曼达只和家人一起过圣诞节。
- 鲍勃和阿曼达在工作之余去度假。
- 鲍勃和阿曼达过圣诞节的方式一年一换，一年度假，一年和家人在一起。
- 鲍勃和阿曼达在每个圣诞节都去度假，感恩节都和家人在一起。
- 阿曼达和鲍勃以及他的家人一起过圣诞节。
- 鲍勃和阿曼达邀请阿曼达的家人来家里过圣诞节，这样他们就能省下钱去度假。

最后进行评估和调整。当伴侣想不出更多点子时，让他们回顾清单并进行讨论。划掉所有不可行或双方都无法忍受的想法。对看起来可行的想法进行具体阐述，并把这些想法进行整合和优化。

下面 6 种折中策略可以促进伴侣的协商。

1. 如果你为我做这件事，我就会为你那件事。如果鲍勃和阿曼达的家人一起过圣诞节，阿曼达就会和鲍勃一起过感恩节。

2. 一部分是我想要的，一部分是你想要的。把圣诞假期分成两部分。两人和阿曼达的家人待 4 天，然后在夏威夷待 4 天。

3. 这次按我的方式，下次按你的方式。这个圣诞鲍勃拜访阿曼达的家人，下一个圣诞节两人去度假。

4. 我做事时按我的方式，你做事时按你的方式。我开车，我们就走快点；你开车，我们就走慢点。我做菜的时候，你来刷盘子；你做菜的时候，我来刷盘子。（此策略不适用于鲍勃和阿曼达的例子。）

5. 这件事我做主，那件事你做主。每年的圣诞假期阿曼达做主，而每年的元旦假期鲍勃做主。

6. 接受分歧，互相妥协。圣诞节鲍勃去夏威夷度假，阿曼达去看望家人。

第五阶段：解决

确保伴侣双方都可以接受和容忍最终决定，并且双方的潜在需求和价值都需要妥协。虽然双方可能都没有得到理想结果，但解决方案不会让任何一方感到无法忍受。阿曼达和鲍勃决定采用"一部分是我想要的，一部分是你想要的"的策略，两人一起在夏威夷待 4 天，和阿曼达的家人在一起待 4 天。这一解决方案对双方都是公平的，他们也能一起享受圣诞假期。

治疗师的目标是帮助伴侣达成一个双方都能接受的折中方案。但有时双方也会各执己见，无法达成一致。在这种情况下，治疗师要让伴侣继续探索自己的需求和兴趣，稍后再进行协商。如果伴侣再次陷入僵局，治疗师就要让双方都采用"自我主张"一节的技能，并且每个人都可能需要制定自我关怀方案。

暂停

在伴侣都烦躁的时候进行暂停，能有效防止争吵升级为暴力。如果图式激活的程度过于强烈，伴侣无法进行有效或非暴力的沟通，最好从这种情况中跳离出来，在双方冷静之后再继续。暂停最好的时机是伴侣双方争吵失控或做出伤害行为之前。因此，治疗师要提前帮助伴侣达成一个暂停协议，让他们用关爱、友善、合作的态度及时采取暂停措施。

首先确定伴侣要暂停的信号。这个信号可以是身体语言，比如体育赛事中的暂停手势，也可以是具体的言语，如"我们暂停一下"，或者是一个陈述句，如"图式被触发了""我们现在的讨论是无效的""我需要暂停"等。要求暂停的伴侣应使用非指责性语言，说话的主语应该是"我们"或者"我"。以"我们"为主语非常有益，因为这表明暂停是为了双方的利益，任何一方都没有过错，还能让对方认识到暂停协议需要得到双方的同意并愿意使用。

在伴侣确定要使用的暂停信号之后，伴侣双方要确认哪些早期警告信号和提示是启用暂停的标志。与伴侣讨论哪些典型行为会导致争吵，哪些SCB会导致冲突升级，比如谩骂、攻击、大声说话或威胁，这些都是需要暂停的标志。

最后，让伴侣商定一个具体的时间，结束暂停。如果暂停时间太短，伴侣可能仍然处于一种图式被触发的状态，但如果暂停时间太长，伴侣可能感到被拒绝和被抛弃。一般来说，一个小时是比较合适的暂停时长，在此期间伴侣有足够的时间缓和情绪并探索感受和需求。

有效利用"暂停"

暂停的作用是在伴侣心烦意乱时停止无效沟通，缓解伴侣双方的紧张情绪。但并不是一出现令人不舒服的话题就要暂停，只有在愤怒和破坏性沟通的情况（谩骂、言语中包含"你"相关的威胁、指责）出现时，才应该使用暂停。暂停措施失败的原因往往是暂停被用作回避或控制的策略。

伴侣采用这些策略是为了回避讨论，随意地解决问题、解决冲突中产生的消极情绪，来让自己感觉更好。但控制策略实际上可能会适得其反，造成冲突升级。因此，有效的方法是让伴侣（在冷静之后）回到原始话题，采用解决问题的技巧进行公平协商。

利用暂停时间从价值的角度探索冲突，而不是回避或转移话题，会让暂停措施更有效。有效地使用暂停措施可以帮助伴侣以更具沟通技巧的状态回到对话：客观描述他们的体验并进行反思、为冲突中自己的过错负责。这有助于缓和冲突，让伴侣卸下防御。

下面的讲义是暂停措施的使用指南（见附录 D）。

暂停措施使用指南

当暂停措施被启用后，应注意以下几点：

1. 立即停止。当一方要求暂停，讨论应立即结束。暂停应该得到尊重，另一方不能再进行解释、辩护、反驳或发言。一切都要停止。

2. 立刻离开。发起暂停的一方应离开座位，并与另一方保持一定的物理距离。如果伴侣受现实限制，比如在飞机或汽车上无法离开，他们应该在商定的暂停时间内停止一切交谈和互动。

3. 有效地使用暂停。暂停不应被用于升级愤怒和反复纠结。相反，重点应该是自我反省和对自己的体验负责。如果伴侣利用暂停时间来确定价值、感受和需求，暂停措施会更有效果。

4. 务必在约定的时间内返回。如果伴侣没有在约定的时间内返回，暂停就会产生反效果，让事情变得更糟。如果一方感到害怕和困惑，他／她会很难接受将来可能会有的暂停，从长远来看，这个过程也不会有效。

5. 回到原话题。暂停并不意味着讨论结束。暂停只是意味着推迟讨论，直到双方的沟通能更有效果。

暂停期间：

- 解离图式想法。观察并放下图式想法，回到当下体验。
- 自我慈悲。练习善待自己，并愿意观察情感上的痛苦。这种痛苦能让你更了解自己在这段关系中的感受和需求。不要为了控制痛苦去指责自己的想法或自我评判。
- 体验具象化。想象你的情绪具有实体。问问自己，这种痛苦在你身体的哪个部位感觉最强烈？它是什么颜色、形状、尺寸？有多强烈？注意它的所有微小的移动和变化。练习情绪暴露和/或使用"暴露工作表"，在暂停期间保持正念，与所有消极情绪保持全然接触。
- 观察行为冲动。注意任何采用原有SCB或试图抑制痛苦的冲动。注意任何试图控制或改变自己体验的冲动，或者试图改变伴侣的冲动。
- 明确价值。当下你最重要的价值是什么？当痛苦出现的时候，你想让自己如何表现？哪些价值有助于指导你的行为，并帮你确认接下来该如何表现？
- 利用问题解决技能。利用暂停时间确认你的感受和潜在需求，并采用解决问题的技能来增进对本次冲突的理解。使用"问题解决工作表"，使你的暂停工作更有效率。

伴侣可以在暂停期间填写以下工作表（见附录 D），使得暂停更有效果。

暴露工作表

在暂停期间使用：

- 我的身体有什么感受？

- 这种感受在身体哪个部位最强烈？

- 这种感受有多强烈，按照从0到10的程度来评价？

- 描述这种感受：

- 颜色：

- 形状：

- 大小：

- 移动：

- 我为什么害怕这次暂停？

- 关于这次暂停，我有什么想法或信念？我对这场冲突有什么预测？

- 我的价值是什么？

问题解决工作表

在暂停期间使用：

- 我的什么图式触发了？

- 我对这种图式的典型反应是什么？我通常会采取哪些应对行为？

- 具体的触发因素是什么？

- 我的感受是什么？

- 我的需求是什么？

- 关于这场冲突，我有什么价值可以指导我的行为？

- 基于价值，我应该如何请求？

当 _____的时候，

我觉得_____。

我需要_____。

你愿意_____吗？

欣赏

鉴于大脑是保护自我的机器，会对任何可能的威胁时刻保持警惕，因此欣赏他人对我们来说并不容易。比起伴侣对生活的贡献，人们往往更容易看到伴侣的缺点。恋爱伊始，伴侣往往只看到对方的积极品质和优点。然而，随着时间的推移，伴侣可能就把这些视为理所当然，开始主要关注对方的缺点，以及他／她对自己理想生活的消极影响。

欣赏和感激是提高人际关系满意度的重要技能。无数的研究表明，表达感激是良好关系得以维持的主要因素。调查发现，幸福的伴侣给予对方的赞扬比批评多 5 倍。善于表达感激的伴侣会让彼此更亲近，在关系中更有满足感，因此也愿意待在一起。

欣赏能强化期望的行为

对伴侣的积极行动表达感激会直接影响伴侣在关系中的表现。就像孩子在得到表扬时会更愿意积极表现一样，伴侣的积极行为也会因为欣赏而得到强化。当伴侣双方希望对方减少或增加某些行为时，实现这一点最有效的方法就是不断地奖励他们想要的行为。

在关系中尝试新行为是非常困难的，并且需要承担风险。新行为如果没有得到强化就会很快消失。因此，如果想要提高伴侣某种行为的频率，就要多肯定和奖励该行为。如果伴侣在旧有触发因素出现时采取了基于价值的新行为，这就是最好的赞赏和强化时机。这需要承认做出新行为有多么困难，并欣赏对方的努力。

伴侣要提高欣赏能力，需要注意以下两点：①培育正念，注意值得欣赏的事情；②要清晰地表达欣赏。下一节"正念欣赏"会提供一些策略，帮助伴侣在日常生活中注意到对方的积极行为，并学习有效表达欣赏的技巧。

正念欣赏
以下技巧可以帮助伴侣表达欣赏和感激之情：

- **注意到伴侣的积极品质**。伴侣要每天注意观察对方身上的闪光点，比如对方的个性、价值观、性格或行为、外貌。具体来说，闪光点可以是善良或慷慨的举动，幽默感，他／她的微笑、身上散发的味道或者回家时亲切的问候。
- **注意伴侣做贡献的具体方式**。伴侣要注意到对方在日常生活中的所有小贡献。伴侣今天做了什么？伴侣有没有做好的倾听者、帮助自己解决难题、做饭洗碗、给予关爱或支持？
- **想象没有伴侣的生活**。伴侣在病床上已经奄奄一息了，自己最感激伴侣的是什么？最想念伴侣的什么？生活将如何改变？伴侣为两个人的幸福生活付出了哪些努力？
- **欣赏差异**。让伴侣思考双方在哪些方面存在差异，但对生活产生了积极影响。什么东西是自己缺少，但伴侣拥有的？比如自己可能比较邋遢，但伴侣很有条理。自己很注重效率，但伴侣更注重顺其自然。自己比较害羞，而伴侣比较外向。伴侣双方要认识到正是这些差异让他们互补，让两个人的生活变得更加美好。

- **回忆蜜月期**。让伴侣回想他们第一次见面时的场景，自己欣赏对方的哪些品质？最初被什么吸引？看中了伴侣的哪些人格特质和优点？大多数情况下，伴侣的优点依然存在，这些优点是如何体现在日常生活中的？
- **认可新行为和价值行动**。伴侣要密切关注对方正在减少或增加的行为，并称赞对方的努力。伴侣可以提醒对方改变自己的行为是困难的，同时在对方尝试改变的时刻及时表达欣赏。伴侣还要将彼此的行为与关键的价值相联系，比如伴侣的价值是表达脆弱情感，并在一周内分享了自己的情绪，那么另一方及时对新行为表达欣赏是极其重要的。

治疗师可以让伴侣双方填写下面的"欣赏日志"，帮助他们记录和观察伴侣对日常生活的贡献（见附录 D）。

欣赏日志

每周填写这张工作表，观察伴侣对日常生活的贡献。

	伴侣对我今天的生活有什么贡献？	今天我认为伴侣的哪些品质值得欣赏？	我觉得伴侣的哪些方面有吸引力？	今天伴侣的优点有什么具体表现？
周一				
周二				
周三				
周四				
周五				
周六				
周日				

直接表达欣赏

治疗师要让伴侣意识到欣赏彼此是一个良好的开端，但他们还可以做得更好。要确保伴侣表达感激的方式是对方能接受并感受到的。可以用行动来直接表达欣赏，比如拥抱、亲吻、微笑、赞许的眼神、抚摸、触碰以及语言。用语言表达感激之情时，要包含完整信息。

完整的信息包含3个部分：

- 被欣赏的具体行为
- 该行为带来的感受
- 该行为被欣赏的原因（该行为满足的潜在需求）

完整的信息会更有说服力，因为被欣赏的一方会因此得到认可，并且很可能再次实施被欣赏的行为。"谢谢""你关心我的时候我很感激""当你支持我的时候我很开心"等表述都太模糊了，没有完整的信息。被欣赏的一方可能不知道自己被欣赏的原因和具体行为是什么。包括完整信息的陈述才能有效表达欣赏，比如"当你告诉我，你为我完成我的项目而自豪……"（欣赏的具体行为）、"……我觉得很开心、很感动……"（行为带来的感受）、"……因为这对我很重要，你肯定了我的努力，我很感谢你的支持"（行为被欣赏的原因或行为满足的潜在需求）。

总而言之，彼此欣赏是让关系长久、良好的秘诀。最重要的是，要在伴侣采用新行为和价值行动时及时表达肯定和欣赏，这样好行为才能被强化和坚持。

克服沟通技巧的不足

治疗师没有必要把5项关键技能都教给伴侣。大多数伴侣一般都会在一个或多个技能方面存在不足。注意，治疗师如果已经就某个特定技能对伴侣进行了指导，在接下来的每一个环节中都要反复强化这个技能。治疗师可以问一些问题来确认伴侣的学习效果，比如："你现在如何表达欣赏？""你如何用一种不指责的方式，表达你现在的需求？""你的伴侣在说什么，你现在可以转述一下吗？"在会谈中，特别是在图式被触发的情况下，让伴侣持续练习这些关键技能，会使伴侣在会谈之外也能下意识地使用这些技能。

第9章
基于价值的问题解决

***

当伴侣处于回避状态并用 SCB 来应对图式痛苦时，任何冲突或问题都不可能被解决。如前所述，现在的治疗重点必须放在过程而不是内容（比如具体的冲突事件）上。治疗师要分别探索伴侣双方的图式情绪、回避冲动和具体情境下的需求。只有伴侣停止或至少暂时停止采取 SCB，愿意走出回避状态并建立情感连接，问题才有可能得到解决。

问题解决的前提条件

开始解决问题的前提条件如下：

- 伴侣之间具有情感连接，并未处于回避状态。
- 伴侣已经探索了与冲突相关的情绪。
- 伴侣已经分享了与冲突相关的具体需求。
- 伴侣和治疗师能时刻对SCB保持警惕，避免SCB在解决冲突的过程中触发回避冲动。
- 伴侣已经确定了与冲突情境相关的价值。

示例对话

　　劳拉和埃米深受孤独感的困扰。劳拉的图式让她没有归属感，觉得伴侣总是忽视自己，并在社交场合疏远自己。当两人与朋友和家人相处时，劳拉就会用逃避和走神的方式对抗消极情绪。埃米的剥夺图式会让她在情感方面感到"饥渴"和孤独，她会用批评劳拉和提要求的方式试图消解这种痛苦。埃米的批评让劳拉的被忽视和疏远的感觉更加强烈，而劳拉的退缩也加深了埃米的孤独感。

　　治疗师关注的是过程，而不是具体的冲突内容（示例对话中，双方的冲突在于埃米想在周末和劳拉有更多的相处时间）。

治疗师：（对埃米说）你一直在说当你和朋友与家人相处的时候，你想和劳拉有情感连接，我注意到你在说话的过程中提高了音量、握紧了双手。你现在有什么感受？

埃　米：悲伤、愤怒，又悲伤又愤怒。

治疗师：你能告诉劳拉为什么你感觉悲伤吗？

埃　米：就好像我们从未真正在一起过，我感觉自己总是一个人，总是被落下，而且这种情况不会好转。

治疗师：你能在这种感受上停留一会儿，观察它一下吗？感受一下这种情绪背后的需求是什么。

埃　米：我经常有这种感受，比如在我们参加社交活动时，劳拉进门登记完就走开了。我多希望劳拉能理解我的感受，我真的感觉很孤独，我和她没有情感上的连接。

治疗师：（沉默一会儿）如果她能够理解你的感受，你还有什么需求呢？

埃　米：我想在参加社交活动的时候，两个人可以在一起，像真正的伴侣一样。我想让我们两个人之间有柔软的情感流动，我想让自己有情感上的连接。

劳　拉：你这是什么意思？我们一直在以伴侣的身份进行社交活动（双手抱臂靠在椅子上）。

治疗师：（对劳拉说）发生了什么？我注意到你改变了姿势，你是不是有点想逃避？

劳　拉：(点头同意)。

治疗师：你能看着埃米，告诉她你现在的感受吗？

劳　拉：我感到害怕。我感觉我们好像并不属于彼此，你需要的伴侣不是我，我需要的伴侣也不是你。我害怕我们会分开，又害怕如果分开才是正确的选择，我们却没有分开。

治疗师：你把目光从埃米身上移开了。你能看着她，告诉她你现在的需求吗？

劳　拉：我想让你知道我真的很崩溃，因为我在哪里都没有归属感，我感到很孤独。有时候，在我们和朋友交往时，这种感觉会变得更强烈。

埃　米：哦。

解决面对痛苦时的矛盾心理

治疗师：(对劳拉说)你感觉自己没有归属感，而当你和埃米与他人交往时，这种感觉会变得更可怕，于是你会有远离他人和埃米的冲动。(停顿)当你们靠近彼此，想要按照价值行事时，这种痛苦就会出现。就像你说的，有时候情况可能会变得更糟。我想问你一个问题：你愿意为了改善你们的关系而努力吗，即使这意味着你会感到痛苦？

劳　拉：(沉默)这就是我来这里的原因……是的，我愿意努力。

治疗师：你想更靠近埃米吗？即使在社交场合你会觉得自己和她没有了情感连接，即使这意味着痛苦？

劳　拉：我愿意。只是当我们与她的朋友和家人在一起时，我感觉自己真的离她很远。

治疗师：埃米，你现在有什么感受？

埃　米：我感觉很伤心。原来你一直这么孤独，即使在社交场合也不例外。(开始哭泣)但我想这就是事实，我必须……我想我更理解你的感受了。

过渡到问题解决

治疗师：你们准备好回到最开始的问题上了吗，也就是花时间与朋友和家人在一起，并保持与彼此的情感连接？你们想在下面的会谈中靠近什么价值呢？

基于价值的问题解决的步骤

根据 ACT，解决问题的第一步是明确价值。伴侣想要什么样的关系？他们在协商需求时想如何对待对方？在治疗阶段，伴侣此前已经识别了核心价值，因此通常很快就能确认出一两个可以指导行为的价值。

埃米的价值是关心和理解伴侣，劳拉的价值是尊重埃米的感受并给予支持。治疗师强调，伴侣在交流中的言语和姿势都需要尽可能贴近价值，而整个解决问题的过程是由伴侣承诺的对待彼此的方式推动的。因为本质上，伴侣需要共同创造新的基于价值的行动。

第二步是头脑风暴。这是解决问题的经典方案，伴侣双方需要轮流提出解决具体冲突且能满足双方需求的方案。头脑风暴已经在第 8 章中详细介绍过了，我们现在可以回顾一下头脑风暴的关键点：

- 对伴侣提议的解决方案不做评判。
- 想法越多越好。
- 可以随心所欲、自由发挥——越离谱越好。
- 寻找机会对提出的解决方案进行整合和补充。

治疗师要提醒伴侣不要对对方提出的解决方案说"不"。因为反对意见往往会阻碍解决问题的进程，要鼓励伴侣说"是的，而且……"，重点是要表达肯定和补充，也就是"这是个好主意，我们可以再补充一下"。治疗师可以把伴侣提出的解决方案列成清单，确保对所有方案表示欣赏，但要说"又是一个有趣的想法"或"这也是一种可能性"之类的话。

有时候伴侣会在某个想法上停留，仔细思考并提出修改意见，治疗师要支持这一做法。如果他们被某件事吸引了，治疗师先不要干预，等着看看他们会怎么做。也可能出现伴侣想法比较分散甚至偏离主题的情况，这时治疗师要提醒他们把注意力集中在核心冲突上，并提问"这些想法都很好，但我们怎么做才能解决……"。

治疗师要注意不要让一方连续发言，提出大部分解决方案，要坚持轮流发言的规则，保证头脑风暴是一个交流共享的过程。如果你注意到有一方比较被动，可以指定他/她提出一个解决方案，并等待其回应。治疗师要鼓励不情愿或被动的伴侣发言，告诉他们想法不需要完美，有时候最奇怪的想法反而是最有用的。

在整个头脑风暴过程中，治疗师要提醒伴侣提出的解决方案应同时满足双方的一些需求。只满足自己需求的解决方法不太可能解决冲突，而且容易让对方感到疏远。如果伴侣提出了不止一个只顾自己需求的解决方案，你可以问："我想知道这个方案（具体陈述他/她提出的解决方案）是如何满足你伴侣的一些需求的？"然后治疗师可以重申双方的需求并确认双方需求的重要性。

和往常一样，在整个 ACT 伴侣治疗中，如果出现回避的反应或行为，治疗师需要把关注点从内容转向情绪、冲动和需求等过程。

有时候，伴侣会确认并同时认可某一个解决方案，或者对某个方案进行微调之后，他们就迅速达成了一致。但也有可能出现这样的情况：伴侣对某个想法表示认可，但在具体实施方案方面观点截然不同。在这种情况下，伴侣可以进入解决问题的第三步"协商"。

协商也在第 8 章中详细介绍过，但治疗师可以和伴侣一起回顾一下协商的主要策略：

- 这次我做主，下次你做主。
- 我做事时按我的方式，你做事时按你的方式。
- 如果你为我做_____，我就会为你做_____。

- 一部分是我想要的，一部分是你想要的。
- 用我的方式做一个星期。如果你不喜欢，我们就采用原来的方式。
- 接受分歧，互相妥协。
- ＿＿＿＿＿＿对我来说很重要。我要怎么做才能得到你的支持呢？

进行协商需要治疗师的积极引导。与头脑风暴一样，其核心思想是让伴侣双方的一些需求都能得到满足。治疗师要鼓励伴侣认可并重视对方的需求，在讨论任何解决方案的时候可以通过协商把双方的需求都考虑进去。

伴侣很容易陷入错误的协商策略中。如果他们没有任何进展，治疗师要鼓励他们回顾策略清单，选择协商另一种策略。治疗师的指导能力也至关重要。治疗师要及时介入并引导伴侣选择不同的协商方式，避免伴侣陷入困境。

基于价值的问题解决的第四步是提出自我关怀方案。伴侣达成的协议并非都能奏效。出于种种原因，伴侣可能无法履行新协议。治疗师要帮伴侣双方预见这种可能性，并让他们生成满足自己需求的方案，在协议破裂时执行。

不要让伴侣带着责备或者注定失败的想法提出自我关怀方案。治疗师要向伴侣说明新协议没有问题，但也存在这种可能，即伴侣在执行协议时难以承受过程中的痛苦或困难。如果真的出现了这种情况怎么办？需求未得到满足的伴侣会不会陷入无助或怨恨情绪之中？他 / 她会再次使用原有的、破坏关系的 SCB 吗？为了避免这种情况，自我关怀方案通常需要注意以下几点：

- 明确说明伴侣的首要需求
- 说明协议未能执行时，伴侣自主满足自我需求的方案
- 用非指责性语言

并非伴侣双方都要提出自我关怀方案。治疗师可以建议痛苦更强烈的一方或者因需求而引发冲突的一方提出自我关怀方案。

以下是一些自我关怀方案的例子：

- A与B是一对伴侣。A对B的过度消费行为感到担忧，于是他们协商每月对可自由支配的支出设定上限。A提出这样的自我关怀方案："我们需要攒钱付首付，不能让每个月的支出超过我们的收入，这非常重要。如果我们设定的支出上限没有奏效，我会把我的工资存入一个单独的账户。"
- C与D是一对伴侣。C抱怨D很少帮忙做家务。他们约定每周六留出两小时一起做家务。C这样陈述自我关怀方案："我非常希望我们的解决方案能奏效。但如果之后依然是由我来承担大部分家务，我会雇一个保姆，然后和D一起分担保姆费用。"

示例对话

根据前面的对话，埃米的需求是在社交场合中与劳拉保持情感连接，而劳拉则需要埃米看到并理解自己在社交场合中的恐惧和不安。

提醒伴侣他们的价值

治疗师：在我们回到花更多时间与朋友和家人相处的问题之前，我想提醒一下你们可以根据价值选择谈论这个问题的措辞和表达方式。埃米，你想关心并真正理解劳拉。劳拉，你想保持连接并支持埃米的感受。在我们讨论一起社交的问题时，你们能把这些价值牢记在心吗？

劳拉和埃米：(点头同意)。

头脑风暴

治疗师：我想让你们轮流提出可能的解决方案。但请注意，你们的提议应该至少同时满足双方的某些需求。根据你们之前的发言，你们的需求是这样的：埃米，你需要在社交场合与劳拉有情感上的连接，让劳拉理解你的孤独以及情感连接对你的重要性；劳拉，你想让埃米看到并理解你在社交场合的恐惧和不安，让她知道即使你们在一起社交的时候，你有时也会感到孤独。

劳拉和埃米：（沉默）。

治疗师：我知道，你们的需求是不同的，想到同时满足双方需求的解决方案很有挑战。

埃　米：我希望每周至少有一次社交活动，劳拉可以选择参加什么活动，可以是任何活动（埃米刻意看向劳拉，但劳拉什么也不说）。

治疗师：好的，这是一个开始。我们能不能把劳拉的需求，也就是理解劳拉不安的感受考虑在内呢？劳拉，你有什么想法吗？

劳　拉：（大笑）。

治疗师：你有没有办法改变或调整埃米的想法，把你的需求包括进去？

劳　拉：我觉得我可以在自己感到害怕的时候直接告诉她。

治疗师：好，你可以把这个想法和她的提议联系起来。

劳　拉：我们一起花时间进行社交活动，如果我感到怪异或害怕，我会告诉她，然后我们就离开。

埃　米：在你觉得怪异或害怕的时候，我们先不离开，而是谈一谈怎么样？

劳　拉：不如我直接举白旗，给你你想要的一切？（瘫坐在座位上，垂头丧气地看着地板）

处理回避行为

治疗师：你是在逃避问题，切断联系吗？

劳　拉：（点头同意）。

治疗师：你能正视自己的痛苦吗？你出现了什么感受？

劳　拉：害怕。我感觉一切都是错的，这种感觉永远不会停止。

治疗师：你能用支持的价值行事，直接告诉埃米你的感受吗？你可以看着她。

劳　拉：我很抱歉。我讨厌自己这个样子。我很害怕参加社交活动，我会感到孤独和害怕。

埃　米：（按理解价值采取行动）我理解你，如果你产生了这种感觉，我们可以立刻停止社交活动，你可以直接告诉我。

劳　拉：我们都喜欢看电影。我的想法是每周日一起去教堂做礼拜就够了。

埃　米：但是你在电影院没法社交啊。

治疗师：这只是一个想法。我们永远不知道这个想法会发展成什么样子（把想法记录下来）。

埃　米：我们周六和你的朋友埃里克一起吃晚饭，然后再决定要不要做些什么，这样如何？

劳　拉：我觉得不好。我们定好周六的计划，但如果到周六早上我害怕了，我就告诉你，这样可以吗？

埃　米：那我们就不做安排的事情了？

劳　拉：我不知道。

治疗师：你们的想法都很好，但如果每个解决方案都会触发你们的痛苦，头脑风暴就很难进行下去了。我们可以试着使用一些之前谈到的协商技巧。

协商

治疗师：（回顾几个关键的谈判策略）现在哪一种策略可能有用？

劳　拉：我觉得是"这次我做主，下次你做主"。所以这周不管什么情况，我们都去和朋友一起吃饭。但下周如果我太害怕了，你就自己去吃饭。

埃　米：好吧，但我希望你能告诉我你的感受，即使你对去吃饭感到害怕。

劳　拉：（犹豫了很久）我想……好的，我可以做到。

解决方案

每位伴侣治疗师都知道，生成解决方案的道路往往充满强烈的情感和难辨的真相。而最终达成的解决方案可能只是一个勉强平衡的平台，一旦受到下一次冲突的冲击，它可能就会倾斜甚至坍塌。但解决问题的目标在于建立伴侣对彼此的信任，培养双方共同面对冲突所需的技能。

对于埃米和劳拉来说，相比于生成切实可行的解决方案，他们更需要分享对彼此的需求和痛苦的体验，而不是逃避。对他们来说，这个过程能够建立对彼此的信任，让他们作为亲密的伴侣共同面对冲突的需求。解决问题的每一次会谈能让他们更了解对方，了解这段关系的局限性和可能性。

你可以教给伴侣下列解决问题的技巧。

换位角色扮演

换位角色扮演，即伴侣站在对方的角度进行回应，这种方法能够让伴侣在解决问题的过程中建立共情。治疗师只能在深入探索双方对某一具体冲突的感受和需求之后采用这种方法，具体的使用场景如下：

1.让伴侣在扮演对方时，谈谈他们与冲突有关的痛苦。

2.让伴侣在扮演对方时，讲述他们与冲突有关的愿望。

3.让伴侣从角色中脱离出来后谈谈自己对对方有没有新的了解。他们是否对对方的痛苦有了更多的共情或慈悲心？是否更能理解对方的需求？

在协商阶段，伴侣为达成解决方案而建议妥协时，可再次进行换位角色扮演。

示范

这个技巧也被称为"替身"，治疗师扮演伴侣中的一方，向另一方表达自己的感受和需求。示范的好处在于伴侣可以学习重要的沟通技巧。难以描述自身痛苦的伴侣可以向治疗师学习如何清楚地表达痛苦。倾向于用攻击或责备的方式进行解释的伴侣，可以学习如何用不加评判的语言描述自己的痛苦。伴侣还能在治疗师的示范过程中体会到认可——终于有人理解了自己的感受。最后，通过治疗师对表达需求的示范，伴侣对需求的表述会更加清晰，双方的协商也可以得到更好的结果。

共同创造解决方案

伴侣间达成的解决方案往往需要一方或双方尝试新行为。如果新行为是基于价值确定的，实施的可能性就会更大。治疗师可以问下面这些与冲突相关的问题："基于你的价值，解决方案应该是什么样的？""基于你的价值，（在冲突情景下）你应该采取什么行动？"

治疗师要让伴侣回答问题，并记录他们的答案。然后治疗师可以把笔记交给伴侣，让他们作为搭档进行合作，把两个人的答案整合成一个解决方案。

明确价值是解决问题的关键。单靠技能（见第 8 章）无法有效地解决问题。价值和意图为技能提供了方向，为更有效的解决方案提供了参考。

第 10 章
观点采择 ①

***

伴侣在一起很久后，会对彼此建构各类故事。这些故事会无意中限制双方对彼此的理解，并在双方出现冲突时以此为依据推测另一方的反应和意图。当图式痛苦被激活后，伴侣双方就更难灵活、全面地看待对方了。也就是说，图式被触发的伴侣可能对实际发生的事情视而不见，而是基于自己对对方的想象来看待对方。维持一段健康的关系需要伴侣双方都能对对方的当下体验保持开放态度，而不基于自己构建的故事对其进行回应。

正如蒂尔奇及其同事观察到的："观点采择让我们能够跳出自我，站在另一个角度看世界，这是我们产生共情的基础。"灵活地转换视角是一种可以培养的技能，它能够帮助伴侣更轻松地看待彼此的故事。放下那些限制自己视角的故事来建立共情，帮助伴侣站在对方的立场上，以对方的视角看待世界。这种策略也表明，他们为彼此构建的故事可能并不总是真实的。

观点采择包含两步：首先将自己从自己的想法、情绪和身体感觉中抽离出来，然后将自己从伴侣的想法、情绪和身体感觉中抽离出来，培养一种全面、灵活、富有共情的视角看待对方。

治疗师作为这个疗程的一部分，需要帮助伴侣认识到彼此是两个独立

---

① 观点采择等同于换位思考。——译者注

的个体。此外，认可并接纳对方的人生经历非常重要。但这不意味着要纵容伴侣的问题行为，或为之找借口。相反，伴侣双方要去理解对方是如何看待生活和这段关系的。

从 ACT 的角度看，观点采择根植于观察性自我（以己为景）。观察性自我是观察自我的体验，但不等同于"内容"（想法、情绪和身体感觉）。这种观察体验和不等同"内容"的能力能让我们站在别人的角度，以伴侣的视角观察体验，并在他／她的躯壳中短暂地感受世界。

要实现观点采择，可以采用换位角色扮演，回顾重要的童年往事，以及觉知练习等方法，来帮助伴侣理解彼此的世界观和图式痛苦。这种关系被当作一个空间来实验新行为，并学习去满足过去没有被满足的需求。在此期间，伴侣学着理解对方的原发性痛苦和需求，并且采用的方法要能够疗愈旧伤，并在得到确认的基础上创造疗愈性的情感体验。

回顾童年往事

图式通常起源于重要的童年时刻，治疗师通过讨论和想象帮助伴侣理解彼此的图式痛苦。观点采择的精华之处正在于此。

讨论和想象这两种方法可以帮助伴侣将当前的触发因素与重要的童年往事联系起来。首先，治疗师让伴侣双方讨论或想象一件触发图式的事情，鼓励其充分接触情绪、身体感觉、需求和冲动，然后让他们回想有相同感受的童年相关片段。这时，他们需要尽可能想象这件事情，观察自己的感受，体会这些感受是如何与当前的图式和冲突联系起来的。最后，让伴侣双方大声地分享自己的体验。在此期间，治疗师要帮助伴侣积极地倾听来理解这些早年经历是如何与今天遭受的图式痛苦联系起来的，帮助伴侣理解图式痛苦的源头，以及图式与当前触发因素的关联，从而建立共情。下面是使用这个技术的例子。谢利和吉姆最近因为孩子的就寝时间发生了争吵。

示例对话

治疗师：我们回顾一下这次争执。这件事触发了你们两个人的图式。请闭上眼睛，看看能否回忆起当时发生了什么，谁说了什么。是不是能看到、听到当时的情景是如何展开的……把注意力放在当时出现的情绪，以及现在可能出现的情绪上。你能否用言语来形容这些情绪？它们有多大？是小得能轻松握住，还是大得令人难以承受？它们的形状是像豌豆、像一条面包，还是像一辆卡车？它们的质地是怎样的？是光滑、粗糙还是坑坑洼洼的？这些情绪牵动了你身体的哪些感官？它们在你身体里的哪个部位？在情绪出现的时候，你有没有感受到自己产生的冲动？它们想让你做什么？请注意，如果可以，请体会一下这些情绪与哪一种图式有关联。你只需要关注它们之间的联系，无须评判。

现在请你们回到过去，回到小时候，看看是否有过类似的情绪、同样的痛苦感受，回到那个时刻。（停顿）回忆小时候的那个场景，你在什么地方，周围如果有人的话，这个人是谁。从你当时作为孩子的视角看着这个情景的展开。观察当时发生了什么，你的感受是什么。在你想象自己就是那个孩子的时候，注意此时此刻你自己的身体里感受到了什么，注意你对自己和这个情景的感受。这种感受，是否与你现在心烦意乱的感觉相似？而这种心烦意乱的情绪，来源于你们最近因孩子就寝时间相关的争吵。你只需要让自己意识到这种情绪有多似曾相识，它又是如何与现在的图式相联系的。你只用深呼吸，感受当时的"你"有多痛苦。现在，请慢慢回到今天，回到现在的"你"，"你"正为孩子的就寝时间烦恼。

好，准备好以后，请你们缓缓睁开双眼，慢慢地，把意识带回到这个房间。谁想先分享自己的体验？

谢　利：我很难过。我真的希望吉姆能支持我，支持我让女儿早点上床睡觉。我真的觉得很孤单，管孩子的责任全落在我身上。这种悲伤的情绪很强烈，我觉得它比这个房间还要大（笑）。

治疗师：这种情绪和你童年的哪段经历有关？

谢　利：有一次我在写论文，那个作业挺烦人的，所以我想让父亲辅导一下。他是一位英文教授，但他懒得帮我。我当时需要灵感，可他让我自己先写，说他之后会去看。但最后他连一眼都没看。我感受到的就是这种感觉，好像我在乎的事对他来说并不重要，好像我对他来说也可有可无。（开始哭泣）就是这种感受，好像我不重要，我的需求也无关紧要，所以我永远也得不到我想要的东西。

治疗师：这就是在你们为就寝时间争吵而触发的"剥夺图式"。一样的感受、绝望、没有人关心、没有人会给你需要的支持。

谢　利：（哭着点头）。

治疗师：吉姆，你能用自己的话来描述谢利的经历吗？

吉　姆：你父亲不关心你，他让你独自处理论文等很多事情，这让你最终觉得他不在乎你，你永远得不到你需要的支持。所以现在，在我对女儿的就寝时间不管不顾的时候，你感受到了和当时一样的情绪。

治疗师：（促进认同）结合谢利的过往，她觉得自己永远得不到需要的支持，你理解她的悲伤吗？

吉　姆：我不是你的父亲，但是……是的，我能理解为什么我没帮你让女儿早点睡觉，会让你觉得我不关心你。在你成长的过程中，没有人关心，也没有人帮助你，所以现在你有这样的感觉是可以理解的。

　　治疗师重复整个过程，将重点放在吉姆在争吵时的情绪（感觉受到强迫和控制）、他的童年记忆（吉姆的继父叫他"懒汉"，强迫他在客厅里"直挺挺地"来回走），以及发展出"屈从图式"。最后，治疗师帮助谢利主动倾听并理解吉姆的经历。

治疗师引导吉姆将谢利的童年经历和最近的冲突联系在一起，来理解谢利的图式痛苦。倾听的一方在治疗师的鼓励下，用语言复述和确认对方的状态，治疗师使用引导性的提问并教授他有效参与这个过程。具体来说，治疗师首先让吉姆想象出一个在自己需要帮助时袖手旁观的父亲的形象，来感受谢利的恐惧情绪。治疗师之后让谢利想象，吉姆看到她在客厅来回走动时的感受。伴侣双方都能够通过想象，体验对方经历的感受。

在这个练习的最后，治疗师也应鼓励伴侣进行总结。伴侣之间是否还有其他冲突会引起同样的图式情绪、唤醒有关的童年经历？痛苦的童年经历和与之相关的图式如何不断出现在现在的日常生活中。

以己为景

蒂尔奇谈到，正念训练能帮助我们保持一种"我在这里，现在"的体验感。在 ACT 中，观察我们自己的经验，同时与图式想法保持距离的正念技能被称为以己为景。正念训练不仅建立了观察经验流动的能力（以己为景），还能让伴侣站在对方的角度，理解对方的感受、需求和体验，这是建立共情的基础。

观点采择的觉察练习

正式的正念练习，可以培养观点采择的能力。练习开始时，让伴侣双方都闭上眼睛，面对面地坐着。使用下述引导语：

把注意力集中在你的呼吸上。感受你的胸腔和腹部在随着呼吸起伏，感受每一次呼气和吸气时鼻孔的感受。你身体的哪个部位最容易感觉到你的呼吸？如果脑海中浮现了任何想法，无须在意，只需将你的注意力带回到呼吸上，继续把注意力放在呼吸上。（让伴侣做 2～3 分钟的练习。）

现在轻轻地睁开眼睛，注视着你的伴侣，专注地看着他／她的双眼，想象对方儿时的模样，当时他／她长什么样，他／她看起来怎么样，他／

她和家人如何互动。想象他／她如何经历你经历的人生各个阶段：上学、度过青春期、失恋、长大成年、自立门户。你有没有注意到，你的伴侣曾有过许多经历、想法、回忆和感受。他／她体验过很多不同的情绪，包括失落、爱、被拒绝、快乐、渴望、兴奋、空虚、恐惧、希望等。你有没有意识到，你的伴侣是一个独立的个体，他／她有着独特的故事和经历，他／她是个普通人，正和你一样，尽自己所能做事。

现在，你已经意识到了自己的伴侣也是一个情绪丰富的普通人，接下来，请把意识从这里慢慢移开，回想一下第一次与伴侣相遇时的情形。（停顿）你们第一次相遇时，他／她长什么样，你们一起做了什么事情？现在请你回忆一下，你的伴侣状态最佳的时候，或者说，你最爱他／她、在他／她身边最有安全感的时刻。接下来回想一下你的伴侣状态最差的时刻（让伴侣在脑海中有这个画面时抬手示意）。请注意，你的伴侣自始至终都是同一个人。有时你看到的是他／她最好的样子，有时是他／她最差的样子，但无论如何他／她都还是原来那个人。你感觉他／她有时很亲近，有时很疏远，但无论如何，坐在你面前的他／她依然是对你来说非常独特的那个人。

现在请你想象伴侣变老时的样子。凝视着他／她的眼睛，试着想象这张脸正在变老。要意识到，你的伴侣和你一样，年龄也会逐渐增长，步入人生之后的阶段。想象一下，他／她的身体随着时间的推移，不断衰老，不断变化，这样的他／她会是什么模样。然而，你的伴侣依然是同一个人。他／她的身体会发生变化，也会体验许多情绪、想法和感觉，但自始至终他／她都还是原来的那个人。他／她还是你想象中的那个孩子，是你们初遇时的那个人，是坐在你对面的这个人。他／她有好的一面，也有不好的一面，但他／她始终都在这里。

你和你的伴侣都经历了人生的不同阶段，未来也将经历更多。现在请轻轻地将意识收回到当下，看着伴侣的眼睛，静静地体会此刻的感受。

只有意识到自己和他人都是丰富的、多面的，不能仅凭某个时刻做出判断，我们才能更好地了解彼此。观点采择是培养共情的基础，帮助伴侣培养观察性自我和灵活的视角，能让彼此具有更强的共情，步调更加一致。

电影屏幕的隐喻

隐喻是一种很有用的方法，可以帮助伴侣学会换位思考，让伴侣从观察者的视角，理解对方的感觉。这也可以帮助伴侣退后一步，更全面地了解彼此，而不被某件事、某段思绪限制。

治疗师若要使用电影屏幕的隐喻，可以问以下问题：

下一次你的图式在冲突中被触发时，请你试着从这个冲突中抽离出来，把刚刚的场景当作电影，而你可以像电影观众一样从旁观者的角度看这件事。请留意电影中有哪些角色，他们互相时说了些什么话，他们的感觉如何，他们需要什么，他们的表情是什么样子的，你是否能根据他们的非言语行为推测出他们经历了什么。

试着真正跳出当时的冲突情景，像看一部非常有趣的电影一样，只做一个旁观者，就好像你在介绍这部电影，试着描述电影情节中人物的想法、感受、行为、需求和价值观。

当你在观察时，不必回应，也不用做出任何反应；只需集中注意力观察电影情节中的每个部分以及出现的所有角色，不用做出任何反应或产生任何冲动。你只需要观察，你的什么图式被触发了，你的想法在驱使你做什么。请留心体会你产生的强烈冲动和情绪。在电影的这个场景中，当时的你扮演着什么角色？你经常扮演这个角色吗？这个角色是否反映了你的价值？留意并记录伴侣的行为，以及触发你图式的那些行为。整个过程中不需要改变、修正或解决任何事，只需要观察这段故事如何展开，注意场景中所有不同的部分。

采用电影屏幕的隐喻练习会帮助伴侣旁观整个过程，让他们从冲突的情绪和认知反应中抽离出来。这样一来，他们可以与冲突的内容保持距离，观察事件在此时此地的变化。这有助于让伴侣有意识地注意在不同时刻可以做出不同的选择，观察冲突可以让伴侣自由灵活地践行价值行动。

使用换位角色扮演来建立共情

在伴侣治疗中，换位角色扮演是一种重要技术，可以帮助伴侣建立一个灵活的视角，加深对彼此的感同身受。

在进行换位角色扮演前，需要明确基本规则。治疗师须向伴侣说明角色扮演的目的不是嘲笑对方、证明自己是对的，或者故意让伴侣感受自己的痛苦，而是让伴侣完全站在对方的角度考虑问题。

在进行换位角色扮演时，重要的是让伴侣提前了解对方的图式痛苦、图式的起源，以及对彼此经历的理解。以下是换位角色扮演的 4 个基本步骤，帮助伴侣培养共情：

1. 选择冲突场景。让伴侣双方确定他们想要探讨的一次冲突。这个冲突是最近发生的，并且和双方的核心图式和伴侣关系的主题有关。伴侣双方应对这场冲突有一些认识，在过去也曾和对方讨论过。

2. 进行换位角色扮演。接下来，让伴侣扮演对方，重现这场冲突。让他们按照自己的记忆还原冲突的所有过程。不论伴侣是否依旧心怀怒气，他们都要真实地还原对方的所作所为，在扮演对方的同时联想彼此当下的感受，以及对方当时的感受和需求。

3. 讨论角色扮演。伴侣讨论角色扮演和彼此的体验。让伴侣双方讨论他们如何理解对方当时的体验，当时触发了什么图式，他们感受到了对方什么消极的情绪。让伴侣对对方的痛苦感同身受，并将其与关系中的价值和需求相联系。治疗师用这样的方式引导讨论，让他们能与对方共情，理解对方的观点，这会帮助伴侣更有效地重做换位角色扮演练习，帮助他们理解对方的观点，包括澄清双方触发图式时的诱因、感受和需求，让伴侣将当前冲突的触发因素与他们有类似感受的童年经历联系在一起。而童年经历是他们图式的起源所在，可以帮助伴侣与对方共情。在这场讨论中，治疗师要让伴侣辨别他们的需求，认可对方的经历。

4. 重做角色扮演。最后，让伴侣在重做角色扮演的过程中，练习更有效的行为，这是整个过程中最重要的一环。因为伴侣可以在这个过程中学到下次出现类似的冲突时，采取不同的行为方式。这时，治疗师可以提供两个方案。方案一，重做一次常规的角色扮演，让伴侣扮演自己，无须角色对换，但他们需要使用新的行为方式。方案二，重做一次换位角色扮演，让伴侣再次扮演彼此，向对方示范怎么做才是更有效的回应。在这个过程中，要让伴侣向对方示范他们希望从另一半身上得到怎样的回应，才能满足自己的需求。

和伴侣进行换位角色扮演

下述例子演示了角色扮演的 4 个步骤。在角色扮演前，需要让伴侣选择最近一周出现的一个具体的触发事件，再让伴侣扮演对方，并在扮演时体验对方的潜在需求、价值和图式，以及可能出现的想法、情绪和冲动。伴侣根据自己的记忆扮演对方，这样能让他们意识到争吵时自己在对方眼中的样子。

示例对话

下述展示了一个对话案例。有着失败图式的查尔斯和自我牺牲图式的安娜贝尔正在筹备婚礼。安娜贝尔非常焦虑，她想满足每个人的需求，确保所有人都能坐在他们想坐的位置。

查尔斯（扮演安娜贝尔）：（急迫地说）查尔斯，座位安排上出了点问题，现在我的妹妹被安排在了马克旁边。我在想该如何调整位置，她要是知道和马克邻座肯定会生气。有个方法是把莫莉换到那个座位上，但这样她就没办法和戴夫坐在一起了，她肯定会不高兴。

安娜贝尔（扮演查尔斯）：（听起来不耐烦，非常烦躁）莫莉不坐在戴夫旁边怎么了，又不是什么大事。

查尔斯（扮演安娜贝尔）：那样莫莉就会生气。我一想到这件事就特别焦虑。所有事情都一团糟。

安娜贝尔（扮演查尔斯）：我们有座位图，一切都安排好了。你想换莫莉的位置就换，但就算不动她，座位安排也不会有任何问题。这不是什么大事。

查尔斯（扮演安娜贝尔）：这就是一件大事。你不懂我的妹妹，她一定会很生气，会在整个婚礼上大闹，这一天就全毁了。

安娜贝尔（扮演查尔斯）：你妹妹会意识到这是在你的婚礼上，不会出什么事的。她不会大吵大闹的。她是伴娘，不会像平时那样行事的。

查尔斯（扮演安娜贝尔）：你不懂，查尔斯。如果她不能坐到她想坐的位置上，她就会很失望，不会在乎她是不是伴娘。她只会翻脸，让所有人难堪。你为什么就是不明白呢？

安娜贝尔（扮演查尔斯）：（用沮丧的语气）你到底想要我怎样，安娜贝尔？你想让我打电话给马克，问他是否愿意坐在莫莉旁边吗？

查尔斯（扮演安娜贝尔）：不。这不是我现在想要的。我只想让你明白问题所在。

安娜贝尔（扮演查尔斯）：你真是小题大做了。一切都会没事的。所有事情都安排好了，座位已经定了。

查尔斯（扮演安娜贝尔）：（生气）你太自私了。你根本不在乎这场婚礼，不在乎我，也不想帮我的忙。

安娜贝尔（扮演查尔斯）：我现在没法和你说这事。你反应过度了。我一直在关心婚礼啊。

查尔斯（扮演安娜贝尔）：别说我反应过度。

安娜贝尔（扮演查尔斯）：你到底想要我怎样，安娜贝尔？我不能一直和你吵下去。

此时，治疗师暂停换位角色扮演，让伴侣分享彼此的感受和新认识。在他们讨论时，治疗师可以提一些问题，比如：站在对方的位置上感觉如何？扮演对方时，他们感觉对方需要什么？换位角色扮演的体验如何？他们在什么时候觉得受到冒犯或图式被触发了？让伴侣探索并确认对方的感受和需求。做这个练习时，应充分探讨扮演对方和看到对方扮演自己时的感受，可以让伴侣探讨以下关键问题：

- 在冲突中，你觉得伴侣的感受和需求是什么？当时你的感受和需求又是什么？
- 换位角色扮演时，你觉得伴侣对你的扮演，有没有让你感到受伤或者觉得受到冒犯？你想如何以不同的方式表达自己？
- 你是否能借助关系价值，让扮演你的伴侣更好地表达你的感受？

安娜贝尔和查尔斯讨论角色扮演的过程如下：

治疗师：查尔斯，在有关婚礼座位安排争吵的场景中，当你看到安娜贝尔扮演的你时，你注意到了什么？

查尔斯：她扮演的我粗声粗气，言语过激，这可能就是那时的我在她心中的形象。我想，她当时觉得自己在我心中没那么重要，好像我对她很失望，不想听她说话一样。

治疗师：（对安娜贝尔）你在当时的争吵中有这种感觉吗？

安娜贝尔：是的。他好像没有听到我的感受。他只是想给我提建议解决问题，而我当时真正需要的是向他倾诉我心中的纠结和焦虑。他似乎只想给我一个解决办法，让我不要再谈这件事了。

治疗师：你在扮演查尔斯的时候是什么感觉？

安娜贝尔：我好像陷入了困境，感觉做什么都不对。我很沮丧，我想他当时觉得自己别无选择。好像他说什么话都是错的，他感到无助，并且不知所措。

治疗师：查尔斯，你当时是什么感觉？

查尔斯：我觉得好像不管我说什么都会让事情变得更糟。我当时想尽办法帮她解决问题，但不管我做什么都没法让她开心。我做什么都不好。

治疗师：（对查尔斯说）你觉得安娜贝尔当时需要什么？

查尔斯：安娜贝尔对她的妹妹很内疚和绝望。我想她只是想让我知道她有多痛苦和为难。

随着讨论的推进，安娜贝尔意识到查尔斯当时压力很大，想要迫切地解决问题。他在之前收到了一封很重要的工作邮件，所以感到左右为难，既想处理工作又想安抚未婚妻。查尔斯意识到安娜贝尔需要他倾听、认可她的感受。查尔斯越是试图解决问题，她就越感到沮丧和孤独。在换位角色扮演中，他们两人都能意识到安娜贝尔需要查尔斯的理解，她担心查尔斯不愿意抽出时间和她讨论座位安排的事情。而查尔斯感觉非常挫败，因为他越想帮助安娜贝尔解决问题，安娜贝尔就会变得越沮丧，查尔斯因此在最后越发感觉无助。

治疗师时刻跟进讨论，指导伴侣根据彼此的反馈改善表达需求的方式。这一步的目的是借助从第一次角色扮演和讨论提取的信息中重现伴侣最初吵架的场景。这种换位思考的形式可以让伴侣斟酌言语，从伴侣双方的角度同时解读冲突，践行重要的关系价值。

此时，治疗师可以让伴侣选择扮演自己或者对方，再进行一次角色扮演。这一次，伴侣双方要根据彼此的反馈，进行更有效的、基于价值的沟通。注意提醒伴侣在重演冲突中，基于价值地表达彼此的情感和需求。

下面的例子展示了安娜贝尔和查尔斯重做换位角色扮演的过程。这一次，他们为对方示范自己最想听到的话，告诉对方可以用何种不同的方式回应自己。

> **查尔斯（扮演安娜贝尔）：** 嘿，查尔斯，你有时间和我讨论一下婚礼座位安排吗？我有点烦躁，需要你的安慰。你可以帮我转换一下心情吗？
>
> **安娜贝尔（扮查尔斯）：** 我两分钟前刚收到一封工作邮件，需要紧急处理。我先回邮件，然后 15 分钟后再和你谈，你看行吗？
>
> **查尔斯（扮演安娜贝尔）：** 我明白，回复这封邮件比较重要，我能接受你先去处理它。但我希望你能理解，座位安排对我来说很重要，希望你处理完工作以后能空出时间和我讨论一下。
>
> **安娜贝尔（扮演查尔斯）：** 我保证我们会好好谈谈。我明白座位安排对你很重要，它对我也很重要。我只是觉得在我处理完这封邮件后，我可以更好地给你支持。
>
> **查尔斯（扮演安娜贝尔）：** 那我们 15 分钟后再来讨论吧。
>
> **伴侣双方：** 好的。
>
> **安娜贝尔（扮演查尔斯）：**（假装过了 15 分钟）安娜贝尔，我搞定工作了。你这边情况如何？
>
> **查尔斯（扮演安娜贝尔）：** 我感觉筹备婚礼让我不堪重负。我真的担心我妹妹搞砸婚礼，我非常需要你的安慰。
>
> **安娜贝尔（扮演查尔斯）：** 我理解你的感受，筹备婚礼确实很辛苦。我怎样做才能给你最好的支持呢？
>
> **查尔斯（扮演安娜贝尔）：** 如果你能听听我对我妹妹的担心，告诉我这是我们的婚礼，就算她生气或失望，你也会支持我的话，这会给我很多安慰。
>
> **安娜贝尔（扮演查尔斯）：** 我明白，你因为这件事非常焦虑。我们都清楚，你的妹妹可能会提出一些要求，或者对某

些安排感到不满。她有时候确实喜欢挑刺。

查尔斯（扮演安娜贝尔）： 我在想，你能不能抽出时间来看这张座位图，给我提提意见？如果我知道你愿意花时间仔细看看座位安排，再和我讨论的话，我就会松一口气的。

安娜贝尔（扮演查尔斯）： 当然，我会这样做的。我理解你现在的焦虑。但这是我们的婚礼，不管她有什么反应，我都支持你的所有决定。

查尔斯（扮演安娜贝尔）： 谢谢你，亲爱的。非常感谢你为我做的这些。

换位角色扮演可以让伴侣站在对方的角度体验冲突。当一方能够接受和理解对方的观点时，他们最终能为伴侣示范如何更有效地表达感受和需求。

会谈中的观点采择

本章的练习除了能培养伴侣灵活的视角，还有助于解决在伴侣治疗过程中出现的僵局。在这一僵局中，双方会过于坚持自己的立场，难以看到对方与自己完全不同的需求和体验。处于僵局中的伴侣在处理亲密关系时往往会陷入以自我为中心的视角，通过指责对方来捍卫自己的立场，只想证明自己是对的。他们就像战壕里的士兵，守护着自己的心理阵地。

使用这 3 种观点采择练习中的任何一种，都可以打破伴侣之间以自我为中心的僵局和对对方的狭隘偏见。观点采择能帮他们看到彼此的痛苦，认可彼此重要的需求，将对方作为一个丰富、多面的人进行全面、深层次的了解，看到独属于对方的挣扎、欲望、希望和快乐。

第 11 章
治疗结构：8 个基本步骤

***

在伴侣了解 ACT 治疗过程和非暴力沟通技巧之后，治疗师与伴侣的每次咨询都会对这些过程和技巧进行整合，并采用一致的会谈计划，也就是说，在此之后每次治疗的形式和关键的干预策略都是类似的。一般来说，治疗会谈会按照下面 8 个基本步骤的顺序展开。

第一步

回顾一周内出现的具体冲突和触发因素。治疗师首先要了解伴侣出现了什么问题和矛盾。只需让伴侣进行简短的概述，不要深入探索太多细节或引发的情绪，随后治疗师要暗自从中选择一个问题或事件在治疗中进行讨论，这个事件要有助于伴侣的学习和治疗，并且能够用于深入分析图式痛苦和不良应对行为。

第二步

预测在会谈中可能被触发的图式和 SCB。在深入了解某个具体冲突之前，治疗师要明确指出伴侣双方都有可能经历图式痛苦，并用 SCB 来回避痛苦。治疗师要为每位伴侣指出他 / 她具有的一个关键图式，并鼓励伴侣对自己图式的触发时刻保持警惕。治疗师还需要预测伴侣可能会使用的 SCB。

让伴侣认识到现在的任务是识别图式痛苦和 SCB（经验性回避）。

第三步

提醒伴侣注意选择时刻：是按照价值行事还是使用原有的回避策略。治疗师要向伴侣说明，参与治疗的 3 个人都要保持正念，时刻关注图式痛苦出现的时刻、出现的回避冲动、选择不同反应方式（价值行动）的可能性。

示例对话

参加伴侣治疗的米歇尔和法蒂玛夫妇具有互补的图式，并且深受其扰。米歇尔具有苛刻标准图式和特权图式（换个好听点的说法，他认为"凡事必须正确"），因此经常会和具有自我牺牲图式和失败图式的法蒂玛产生冲突。米歇尔的图式会让他感受到强烈的失望和失落，他的 SCB 主要是攻击、指责和退缩。法蒂玛在面对失败时会感到无比羞愧，提到自己的需求就会感到内疚和困惑，她的 SCB 先是否认和找借口，然后是妥协，最后如果前面的方法都不奏效的话，就会进行言语攻击。

下面的对话出现在这对伴侣治疗的第 6 周。他们已经对自己的图式和 SCB 有所认识，也确定了在图式痛苦被触发时自己想践行的价值和真正的意图。现在，他们要经历克服价值行动障碍的关键过程：

- 正念和图式情绪暴露
- 对图式思维进行解离和以己为景
- 进行非暴力沟通，弥补人际交往技能的不足

回顾具体冲突和触发因素

治疗师：这周有出现什么问题吗？

米歇尔：我们因为信用卡账单上的一条未付款通知吵了一架。应该还有一些其他事情，我不记得了……哦，还因为法蒂玛迟到吵架了。

法蒂玛：还有不能去塞多纳（Sedona）度假的事。

米歇尔：这件事让我很失望。

法蒂玛：他让我觉得什么都不对劲。

治疗师：我们今天来探讨这个问题，可以吗？

米歇尔和法蒂玛：（点头同意）。

预测可能被触发的图式和 SCB

治疗师：在我们讨论你们发生的事情之前——

米歇尔：法蒂玛安排了这次旅行的计划，但计划中没有我最想去的塞多纳。

治疗师：好的，在我们讨论发生的事情之前，有几点需要我们 3 个人一起注意并观察。希望你们意识到，在我们谈论度假计划时，你们的图式可能会被触发。对你来说，米歇尔，你需要注意你产生的"凡事必须正确"这个想法，并因此感受到失望的时刻，你能做到这一点吗？

米歇尔：可以。就是这个想法让我因为把塞多纳排除在旅行计划之外而感到失望。

治疗师：法蒂玛，这个冲突可能会触发我们之前谈到的你的失败图式。如果图式被触发了，让我们试着观察它，记得留意你可能会产生的图式痛苦，也就是羞愧的感受。

法蒂玛：（点头同意）。

治疗师：如果图式痛苦出现了，我们还需要对一些其他反应保持警惕，这些反应是你经常会出现的。（停顿）

法蒂玛：也就是应对行为。

治疗师：没错。图式痛苦一出现我们就想回避它，每个人都想这么做，我也不例外。法蒂玛，让我们留意你原有的回避策略，比如你在冲动之下想为自己辩护，然后可能会妥协或生气。

法蒂玛：好的。

治疗师：米歇尔，当你感受到强烈的失望，觉得事情不是你想要的样子时，你有自己的应对和回避方式，是吗？

米歇尔：（点头同意）。

治疗师：有时你会指责法蒂玛或让她看看事情有多糟糕，有时候你会退缩。所以如果你出现了这些行为，请尽量注意到这些情况。

米歇尔：我会注意的。

提醒伴侣选择时刻和关键价值

治疗师：米歇尔，当你的图式被触发时会出现一个选择时刻：你要么选择用旧的应对策略来回避，要么按照价值行动。你的价值是什么？如果你和法蒂玛谈论假期计划时被激怒了，你想让自己如何表现？

米歇尔：我想具有共情，并认真倾听她。

治疗师：好的，这就是你想要成为的伴侣的样子，即使处于图式痛苦之中也是如此。法蒂玛，当你的图式被痛苦触发时，你也会有一个选择时刻，你可以选择使用旧有的图式回避行为，或者按价值行事。你的价值是什么？如果你和米歇尔谈论假期时被激怒了，你想让自己如何表现？

法蒂玛：我希望能理解他，他可以表达自己的想法而不是闭口不谈。

治疗师：好的，接下来让我们重点关注选择时刻何时出现。

第四步

开始讨论选定的冲突。在伴侣的图式被触发之前，治疗的重点是冲突内容。一旦内容触发了图式情绪和应对行为，治疗重点就要转向正念地关注情感痛苦和回避冲动上。当某位伴侣出现图式情绪，治疗师应立刻停止对内容的探讨，也就是说，图式痛苦一出现，治疗重点就转向观察感受上，而非解决图式痛苦。

第五步

治疗师和伴侣正念地观察冲突过程，在图式触发时刻、触发因素和回避行为的预兆出现时对其进行命名。在这一步骤中，治疗师的正念技能会面临最严格的考验。治疗师要时刻注意图式情绪或回避行为出现的预兆，包括非言语的暗示，比如：

- 语气的变化（更大声、更柔和、更严厉）
- 叹气和/或深呼吸
- 面部表情的变化（眼神紧张，收紧下巴、嘴唇；轻蔑地张大嘴巴；挑眉或眉毛下垂；眼球转动等）。
- 姿势的变化（瘫坐、双臂交叉、后仰、前倾、头部倾斜或摇晃）
- 激动的手势（手指指人、双手握拳）
- 向下看或向远处看

除了这些比较微小的回避迹象，治疗师还要注意有关图式信念或应对行为的显性言语表达。当这些情绪或回避的迹象出现时，治疗师要立刻识别，并向对应的伴侣具体询问这些情绪和冲动。

示例对话
开始讨论选定的冲突

米歇尔和法蒂玛关于假期的主要争议点在于法蒂玛对于去西南地区旅行的安排。她安排了布莱斯峡谷（Bryce Canyon）、科罗拉多大峡谷（Grand Canyon）、锡安山（Zion）和拱门国家公园（Arches National Parks）等景点，没有安排住宿，也没有留出去亚利桑那州塞多纳的时间。米歇尔觉得他最想去的地方被法蒂玛忽略了。

法蒂玛：（靠在椅子上，望向别处）你只给了我你想去的地方的清单，我们没时间去所有地方。

米歇尔：（摇摇头，然后双臂交叉）你知道塞多纳是我最想去的地方。（提高声音）你知道。

正念地观察过程

治疗师：你现在注意到了什么？

法蒂玛：我注意到我又要和往常一样有麻烦了。（声音变小）这是我最后一次为我们做计划了，米歇尔（叹了口气，在椅子上的坐姿有点无力）。

治疗师：我们观察一下正在发生什么。米歇尔，我注意到你抱着双臂，说话的声音也有点大。你有什么感觉？

米歇尔：厌恶？

治疗师：你现在感受到的图式痛苦是什么？

米歇尔：我感觉我很想要一个东西，但这个东西被别人拿走了。

治疗师：你很失落。你觉得凡事必须正确，但现实情况并不符合你的预期。

米歇尔：（点头同意）。

治疗师：注意你现在想要做什么，你想如何回避这种感觉。（沉默）米歇尔，你想如何应对这种感觉？

米歇尔：生气，因为法蒂玛把事情搞砸了。

治疗师：很好，你注意到了正在发生的事情。法蒂玛，你也发生了一些事情。我注意到你在叹气，向后仰，你的感受是什么？

法蒂玛：（耸肩）。

治疗师：是失败图式触发了吗？因为你被告知没有做好计划？

法蒂玛：是的，就像我搞砸了一样。

治疗师：好的，请注意到你的这种想法——你搞砸了。

法蒂玛：这也是一种感觉，我感觉很内疚。

治疗师：于是你有没有想摆脱这种感觉，保护自己免受其害？

法蒂玛：就像我们之前谈到的，我想放弃。让他去处理该死的假期（握起拳头）。

治疗师：我注意到你也有了愤怒的情绪，这也是回避痛苦的方式。

法蒂玛：（厌恶的表情，点头同意）。

治疗师：我们一谈这件事情，图式痛苦就出现了，是吗？然后你们为了保护自己不受伤害，选择逃避并彼此疏远。

米歇尔：我知道发生了什么。情绪一爆发，我们就各自缩回避难所。

治疗师：就像明天的太阳会升起一样，当你们谈论这个问题时，羞耻感和失落感必然会显现。但是，每当痛苦的感受出现，大脑就会诱惑你们用图式应对行为进行回避，但这时你们也有了选择的机会。我们要解决这个问题。

第六步

　　当回避行为出现时，让伴侣的关注点转向自己的体验，与之全然接触，并用语言描述当下的感受、痛苦和需求。 在观察并讨论了当下的图式痛苦和回避行为之后，治疗师要让伴侣重新进行情感上的接触，比如用直接的眼神接触、牵手、触碰彼此等方式进行交流，目的是将注意力转向对方因自己触发的痛苦上。

　　伴侣要注意自己在关系中确定的价值，敦促自己即使在图式痛苦涌现的时候，也要选择与价值一致的措辞和语气。

　　在这一步骤，治疗师实际上要促进伴侣进行新对话。对话的重点不再是具体的问题或内容。相反，重点在于伴侣的核心体验，也就是他们当下的痛苦、情感和需求，这才是最重要的。最初的问题是次要的，只是促使伴侣注意自己的需求和情绪。

在伴侣分享核心内容时，回避情绪或行为将不可避免地重新出现。他们会抽回牵着伴侣的手，或者中断眼神交流，出现隐微或明显的 SCB，但这类行为并不需要治疗纠正，它们都是过程中会出现的正常现象。治疗师应该温柔地指出伴侣进行回避的证据，并鼓励伴侣即使处于痛苦状态，也要重新进行身体、情感上的直接接触并建立连接。

示例对话

治疗师：现在，尽管可能会感到痛苦，你们可能想疏远彼此，但我希望你们有身体或情感上的接触，保持连接，比如牵手或看着对方，你们愿意这样做吗？

米歇尔和法蒂玛：（伸出手，牵住手）。

治疗师：你们当中有人仍想退缩和回避。但没关系，让我们看看你们能否在面对痛苦时继续保持连接。

回顾核心价值

治疗师：米歇尔，你的价值是具有共情，认真倾听法蒂玛并反映在自己的措辞和语气上，你能承诺在接下来的对话中按照这些价值行事吗？

米歇尔：（点头同意）我能。

治疗师：法蒂玛，和米歇尔在一起时你想成为善解人意、客观真实的人。你能承诺在接下来的对话中让自己的行为符合这些价值吗？

法蒂玛：我会尽我所能。

探索感受和需求

治疗师：你们一直在谈论度假计划。法蒂玛，你能说说你现在的感受吗？你的痛苦是什么？你能告诉米歇尔吗？

法蒂玛：我觉得我犯了错误，并且犯的错误很严重。就像我小的时候，妈妈会因为我做错事情扇我耳光……我想逃避，我觉得自己很糟糕。

治疗师：米歇尔，当你听法蒂玛讲述的时候，你有什么感受？

米歇尔：我很难过……她竟有这样的伤痛。

治疗师：（对法蒂玛）你现在需要什么？

法蒂玛：（对米歇尔）我想让你听我说，我已经尽我所能做到最好了，我真的很努力，我不想让你失望（开始哭）。

米歇尔：（眼神回避）我也不知道怎么会变成这样。我提了很多次塞多纳，你怎么能忘了呢？

回避行为再次出现

治疗师：米歇尔，你现在有什么体验？你能暂时抽身，观察这种体验并保持与法蒂玛的连接吗？以旁观者的身份，观察并留意你的感觉。

米歇尔：我感觉几乎……绝望了。好像我永远都不能从法蒂玛那里得到我想要的。

治疗师：体会这种感觉，再观察一段时间，告诉法蒂玛你的感受。

米歇尔：（深深地看着法蒂玛）我感觉自己看不到希望。我需要的东西永远得不到，我还感到愤怒。这太痛苦了。

治疗师：你能说出你的需求吗？不要忘了你的价值是共情，试着用符合价值的方式说出你的想法。

米歇尔：我不知道……我想让你看到我，看到我真正的需求。

法蒂玛的痛苦引发了更多回避行为和屈从的 SCB

法蒂玛：（愤怒地张大嘴巴）好吧。

治疗师：你开始退缩了。你的价值是理解对方和讲真话。按照价值，你应该如何向米歇尔表达你的感受和需要？

法蒂玛：（停顿了很长时间）我知道你没得到自己想要的东西时，是多么痛苦。我能从你的表情看出来。我觉得我现在真的做什么都有问题。（又开始哭泣）你知道吗？就好像我应该给你这些东西，但我做得很失败。

治疗师：你需要什么？

法蒂玛（对米歇尔说）：我需要你知道，我很爱你。我想让你得到你想要的东西，如果我没能给你，是因为我不知道怎么做，也可能是我不明白……我需要你相信我并接受这一点。

第七步

培养基于价值的问题解决能力。首先治疗师要确证伴侣的痛苦，并说明痛苦为什么会成为保持连接和践行价值的障碍。进入解决问题的阶段，治疗师要注意以下几点：

- 鼓励伴侣进行基于价值的非暴力沟通。
- 让伴侣轮流提出满足双方需求的解决方案。
- 如果回避行为或SCB重新出现，应暂停问题解决，转而关注图式情绪和伴侣需求。

在基于价值问题解决的过程中，治疗师在一定程度上需要像啦啦队一样给予伴侣鼓励。治疗师要对每位伴侣提出的解决方案表示欣赏，但不一定要赞同，要重点关注核心问题或冲突，并鼓励伴侣对好的提议进行整合和调整（详见第8章"协商的五个阶段"）。治疗师要让这个过程富有条理，让伴侣可以轮流发言，避免评判对方的想法。

第八步

教授伴侣觉察自己进入回避状态和使用SCB的时刻，并为之负责。治疗师要再次鼓励伴侣识别选择的时刻，但这一次，要由伴侣自己而非治疗师对正念和价值行动选择负责。治疗师可以询问伴侣以下问题：

- 现在发生了什么？你现在的感受是什么？
- 此时你有什么选择？
- 你现在是在靠近还是远离你的伴侣？
- 如果你选择按你的价值行动，你会做什么？
- 现在，你想成为什么样的人？

示例对话

确证痛苦

治疗师：假期问题给你们两个带来了很多痛苦。比如（看向米歇尔）你
感到深深的失望和失落，（朝法蒂玛点头）你感觉自己有错并且
很糟糕。但是这些痛苦，以及你们为回避痛苦做的努力，会形
成一种障碍，阻碍你们成为自己理想中伴侣的样子——有共情、
善于倾听、理解和真实。

引入问题解决

治疗师：我想回到假期的问题上，在你们分享了自己的痛苦和需求之后，
我们可能会找到更好的问题解决方案。在接下来的过程中，我
希望你们牢记自己的价值，以及向对方表达的需求，即米歇尔
需要被看到，法蒂玛需要被认可。现在，我想请你们轮流为假
期问题提出可能的解决方案。

请注意，不要批评你们听到的想法。如果你们喜欢这个想
法，就说出来。如果你们想提供另一种选择，就说"是的，还
有……"或者说"这个想法不错，但我们还可以做些补充"。谁
愿意先来？

法蒂玛：（停顿了很久之后）我建议我们每个人都说出自己很看重的事情，
然后一起做假期计划。

米歇尔：（翻白眼）你只是个兼职工。我白天没有时间……

鼓励伴侣识别选择时刻并为之负责

治疗师：现在你的感受是什么？

米歇尔：（停顿了很长时间）失望。

治疗师：你想成为什么样的人，所以你应该怎么回应？

米歇尔：（对法蒂玛说）我理解你为什么不愿意自己做整件事。因为如果
　　　　出现错误，我就会指责你。

治疗师：你想对法蒂玛的方案进行补充吗？

米歇尔：也许我们要写下自己看重的事情，然后一起讨论，我觉得这样
　　　　法蒂玛就能理解我了。

法蒂玛：在制订计划的时候，我们在最终确定之前要互相确认。

米歇尔：（身体往后靠）这样你就不会出错了。

法蒂玛：这样我就不会受到一堆批评。

对每一段回避行为做出反应

治疗师：让我们暂停一下，观察一下发生了什么。法蒂玛，你产生了一
　　　　个想法，与被批评有关。

法蒂玛：我觉得自己被贬低了。我不想犯错，因为我不想让你失望或觉
　　　　得自己是个失败者。是的，我产生了这两个想法。

治疗师：（对米歇尔说）现在你有选择的机会。

米歇尔：我知道。（停顿）我在听，法蒂玛。你想让我们一起做计划，这
　　　　样我们都不会因为这个过程受到伤害。

核心过程

在接下来的治疗过程中，本章提到的 8 个步骤会随着一个又一个冲突
问题不断进行重复。伴侣会逐渐进步，能够更容易地识别出回避状态和选

择时刻。治疗师的工作是逐渐减少提示和提问，鼓励伴侣独立完成观察和选择。

最后，ACT 可以被提炼并简化为 4 个核心过程，在这 4 个过程中，伴侣会学习以下内容：

- 识别触发因素并认识到图式情绪的存在。
- 观察图式痛苦和想法。
- 面对图式痛苦时选择基于价值的反应，而不是使用回避策略和 SCB。
- 基于价值和双方的需求解决冲突。

你会注意到，在治疗上并不强调解离。如果来访者陷入图式想法、为其所困，或者图式想法有明显的驱动情绪，治疗师就可以采用这个技术。现在的治疗重点是图式痛苦以及行为选择（回避或按价值行事）。通过之前的示例对话，你会发现治疗过程中，治疗师会让伴侣不断地回到觉察体验和抓住选择时刻。

示例对话

治疗师：你们这周过得怎么样？

米歇尔：我们周二吵了一架，但我们还没谈过这件事。不管怎么说，我们忽略了这件事。

法蒂玛：我母亲从迈阿密（Miami）过来看我。但米歇尔不想让她和我们住在一起。

米歇尔：我可没这么说。我只是说这样我们就没隐私了。

法蒂玛：（身体向后靠）一样的意思。

治疗师：你现在什么感受？

法蒂玛：我感到内疚，因为我希望妈妈和我们住在一起。

治疗师：好的，这是一个图式想法，即"你做错事了"。还有其他的吗？

法蒂玛：就是"我错了"的感觉（长时间停顿）和失落。我想让妈妈和我在一起。

治疗师：你们彼此交谈过吗？

法蒂玛：（握住米歇尔的手）我很伤心，我想让她和我们住在一起，我觉得我搞砸了，让你失望了。

米歇尔：（中断目光接触，叹气）

治疗师：米歇尔，现在你有其他行为选择吗？

米歇尔：（耸耸肩）也许吧。你妈妈在这儿时，我感觉很不方便。

法蒂玛：她只待一星期，而且你大部分时间都在工作。

米歇尔：（叹气，保持沉默）

治疗师：现在你是在靠近法蒂玛还是远离她？

米歇尔：远离她。我感觉自己被控制了。仅仅体验这种感觉但不做出反应真的很难。

治疗师：你仍然还有选择。你可以带着这种感觉与法蒂玛保持连接吗？想象你的价值。

米歇尔：（点头，沉默）我希望你妈妈来的时候，你能感到开心。我知道你很想念她。（米歇尔的价值是共情）

法蒂玛：她在我们家的时候，你有什么感觉？

米歇尔：谢谢你关心我。

法蒂玛：我想理解你（法蒂玛的核心价值之一）。

米歇尔：我很紧张，我觉得我必须时刻小心。

法蒂玛：（点头同意）。

治疗师：米歇尔，你现在感觉怎么样？

米歇尔：好一些了。

治疗师：我们来解决问题好吗？你们轮流提出解决方案？

米歇尔：（犹豫不决）让她和我们住一起吧。

法蒂玛：你真的愿意吗？

米歇尔：（点头同意）当你问我感觉如何时，我感觉有些感觉变了。

治疗师：你觉得被理解了？

米歇尔：嗯。

治疗师：（对法蒂玛说）当米歇尔说他知道你想念你母亲之后发生了什么？

法蒂玛：我感到如释重负。现在我对妈妈和我们一起住感到更自在了。

随着治疗师提示的减少，伴侣双方逐渐接手观察的工作，并将价值带到选择的时刻。随着时间的推移，这些技能会走出治疗室，融入伴侣的日常生活。

总而言之，针对伴侣的 ACT 治疗就是"面对痛苦，转角学会爱"。没有人能承诺永恒的幸福，但选择相爱还是回避是永恒的命题。

接纳承诺疗法（ACT）系列
重磅上市

接 纳 痛 苦 ｜ 拥 抱 生 活

国内全新系统性引进的 ACT 大书系

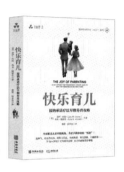
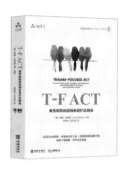
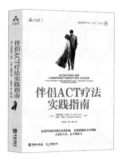
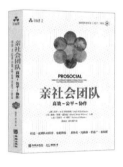

走进正念书系

STEP INTO
MINDFULNESS

愿我们在动荡而喧嚣的世界中，
享有平静、专注和幸福

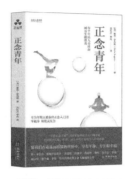

ISBN：978-7-5169-2537-9
定价：69.00 元

每个年轻人必读的
减压实操指南

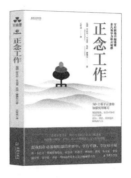

ISBN：978-7-5169-2522-5
定价：79.00 元

享有职场卓越绩效
非凡领导力和幸福感

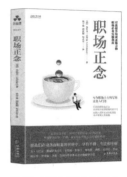

ISBN：978-7-5169-2526-1
定价：79.00 元

有效提升绩效及能力的
职场必备实操指南

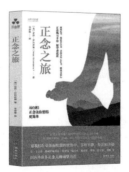

ISBN：978-7-5169-2430-3
定价：55.00 元

从 0-1，
正念比你想得更简单

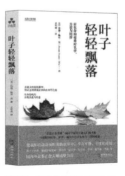

ISBN：978-7-5169-2429-7
定价：55.00 元

在生命的艰难时光中，
关爱与陪伴

扫码购书